Tópicos em saúde coletiva

inter
saberes

Tópicos em saúde coletiva

Cléber Domingos Cunha da Silva

Rua Clara Vendramin, 58 . Mossunguê . CEP 81200-170
Curitiba . PR . Brasil . Fone: (41) 2106-4170
www.intersaberes.com . editora@intersaberes.com

Editora-chefe
Lindsay Azambuja

Gerente editorial
Ariadne Nunes Wenger

Assistente editorial
Daniela Viroli Pereira Pinto

Preparação de originais
Palavra Arteira Edição e Revisão de Textos

Edição de texto
Caroline Rabelo Gomes
Letra & Língua Ltda. - ME

Capa
Sílvio Gabriel Spannenberg (*design*)
melitas, SeventyFour, Tavarius, Varavin88, Volodymyr TVERDOKHLIB, NDAB Creativity, Prostock-studio, PIJITRA PHOMKHAM, PeopleImages.com - Yuri A e Peakstock/Shtterstock (imagem)

Projeto gráfico
Charles L. da Silva (*design*)
IIIerlok_xolms/Shutterstock (imagens)

Diagramação
Signus Design

Designer responsável
Sílvio Gabriel Spannenberg

Iconografia
Regina Claudia Cruz Prestes
Sandra Lopis da Silveira

Dados Internacionais de Catalogação na Publicação (CIP)
(Câmara Brasileira do Livro, SP, Brasil)

Silva, Cléber Domingos Cunha da
Tópicos em saúde coletiva / Cléber Domingos Cunha da Silva. -- Curitiba, PR : InterSaberes, 2024.

Bibliografia.
ISBN 978-65-5517-459-5

1. Saúde pública 2. Saúde pública - Brasil 3. Sistema Único de Saúde (Brasil) I. Título.

24-210676 CDD-362.109

Índices para catálogo sistemático:
1. Saúde pública 362.109
Cibele Maria Dias – Bibliotecária – CRB-8/9427

1ª edição, 2024.
Foi feito o depósito legal.

Sumário

11 *Apresentação*

13 *Como aproveitar ao máximo este livro*

Capítulo 1

19 **Eventos históricos da saúde coletiva no mundo e no Brasil**

21 1.1 O conceito de saúde coletiva

22 1.2 Condições que possibilitaram o aparecimento da saúde coletiva

35 1.3 A criação da Organização Mundial da Saúde (OMS)

36 1.4 A organização da saúde após a Segunda Guerra Mundial

42 1.5 A medicina e o mercado

44 1.6 A saúde coletiva no Brasil

Capítulo 2

53 **Atenção Primária à Saúde: de Alma-Ata à Astana, caminhos e desafios**

54 2.1 Conceitos de saúde

58 2.2 O Sistema Único de Saúde (SUS): antecedentes históricos

76 2.3 Após Alma-Ata e Astana: como estamos hoje?

Capítulo 3

87 **A contribuição das ciências sociais para a saúde coletiva**

88 3.1 A importância da antropologia para a saúde coletiva: os casos das pandemias de covid-19 e de vírus ebola

94 3.2 Michel Foucault e a medicina social

98 3.3 A sociedade sob os efeitos da medicalização
101 3.4. O corpo e a sociologia

Capítulo 4
113 **Gestão, governança e sustentabilidade em saúde**
114 4.1 Os conceitos de gestão, governança e sustentabilidade em saúde
127 4.2 A gestão do SUS
134 4.3 A governança no SUS
138 4.4 A biopolítica e o sistema de saúde

Capítulo 5
153 **Atenção multidisciplinar e interdisciplinar em saúde e a Estratégia Saúde da Família**
159 5.1 A Estratégia Saúde da Família (ESF): um breve histórico
167 5.2 Epistemologia, multidisciplinaridade e interdisciplinaridade
172 5.3 Atenção multidisciplinar e interdisciplinar na ESF
180 5.4 A formação interprofissional para a Atenção Primária à Saúde: uma demanda urgente

193 *Considerações finais*
201 *Referências*
235 *Respostas*
241 *Sobre o autor*

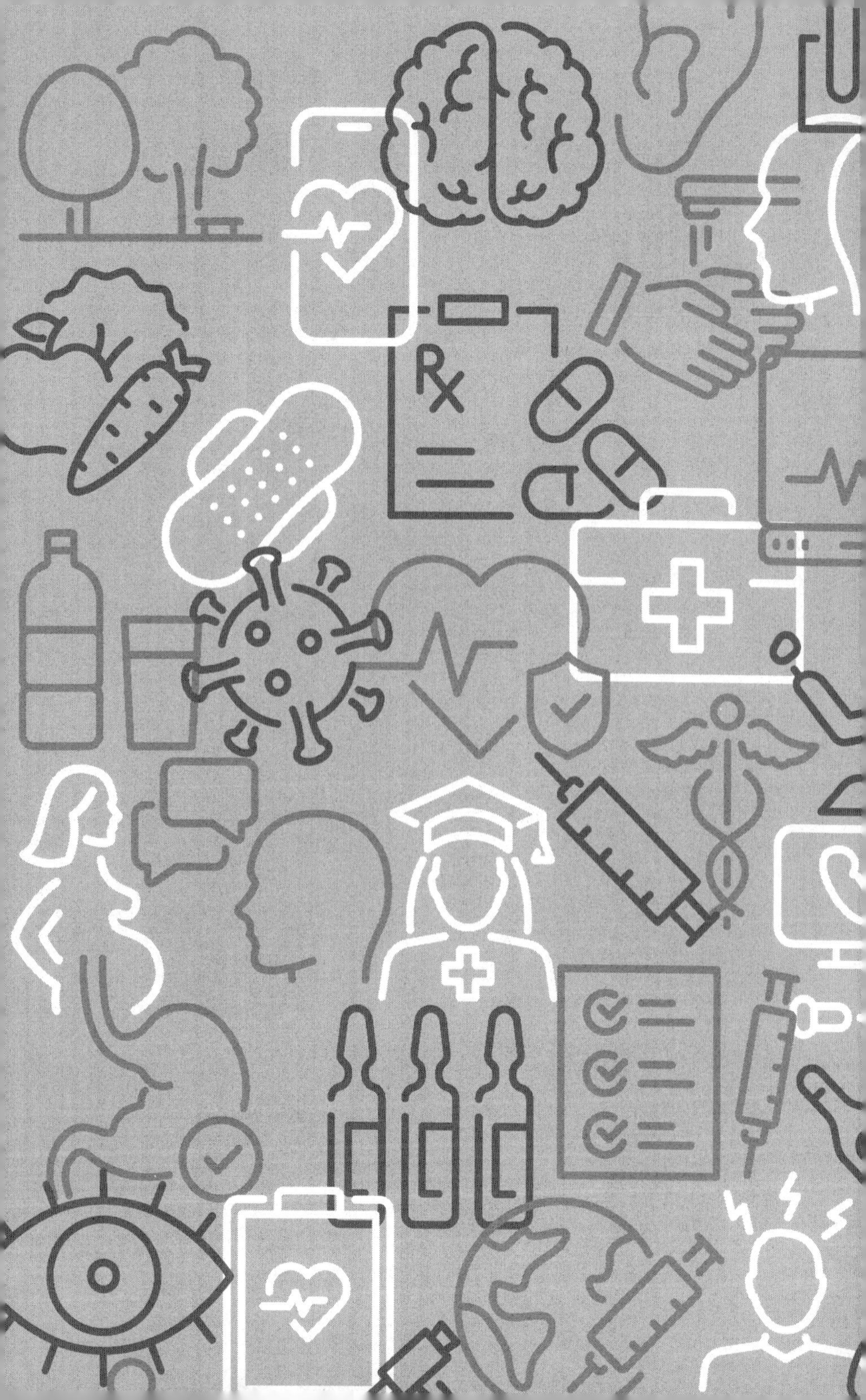

A Débora, Beatriz e Raphael Carvalho (*in memoriam*)

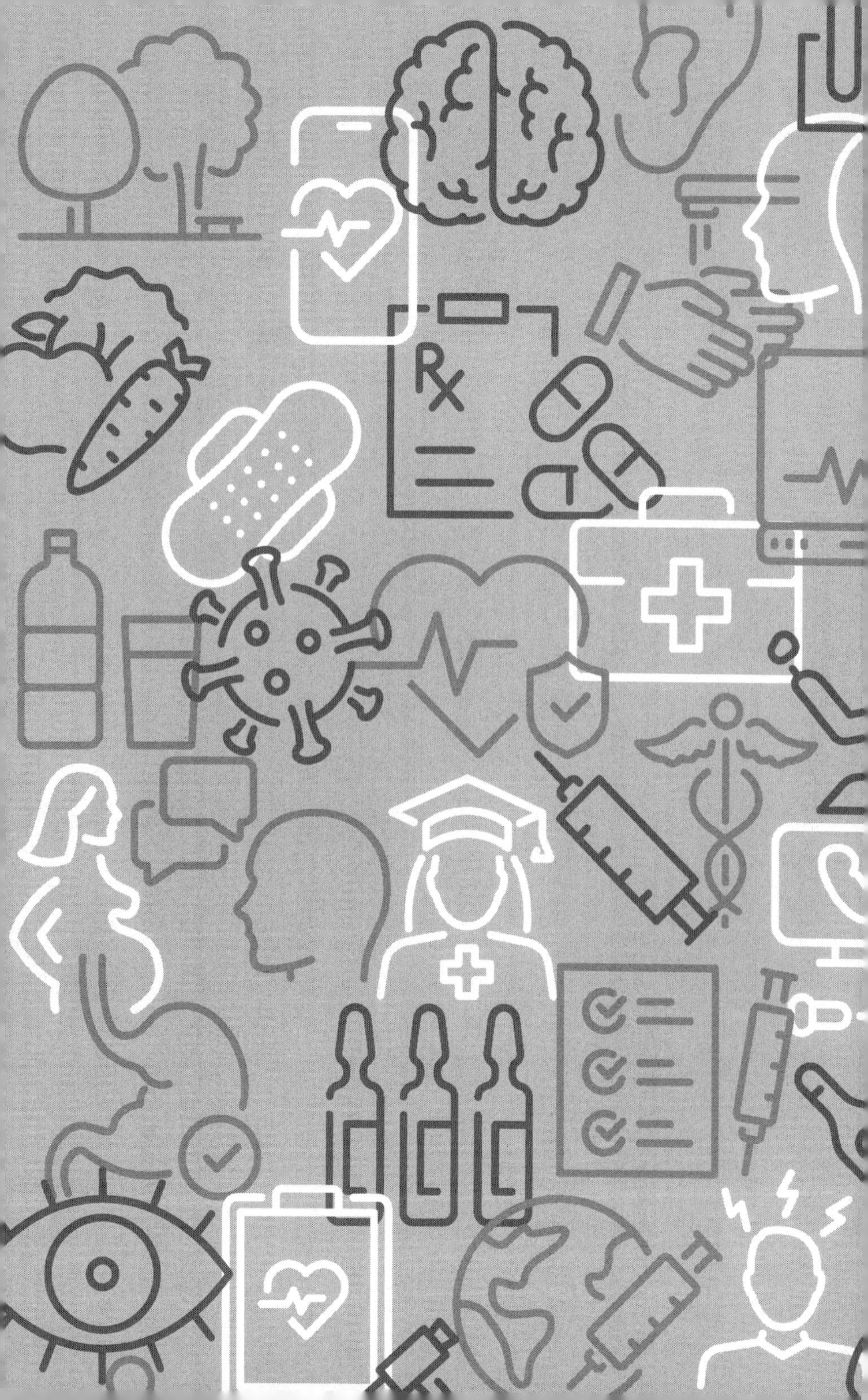
Rx

Apresentação

A busca e a aquisição do conhecimento permitem aos profissionais de saúde o exercício competente das ações próprias de cada disciplina, seja a medicina, seja a enfermagem, a fisioterapia, a farmácia e a odontologia. Entretanto, um dos maiores desafios para esses profissionais é a constituição de uma integralidade entre seus diferentes saberes a ser manifestada em suas práticas quotidianas. Eis um motivo pelo qual é de fundamental importância o conhecimento da história da saúde coletiva em nosso país.

A presente obra tem como um dos seus objetivos introduzir estudantes e profissionais de saúde em um campo de produção de saber denominado *saúde coletiva*. Os saberes produzidos nesse campo têm por finalidade auxiliar tanto os profissionais de saúde como os gestores sanitários e usuários dos sistemas de saúde na compreensão do que seja saúde, de seus determinantes, de modo que seja possível a elaboração e adoção de práticas que promovam a sua prevenção e promoção. Na saúde coletiva, os saberes elaborados encontram-se direcionados não somente para o cuidado dos indivíduos, mas principalmente para a população ou coletividade. Trata-se de uma área constituída por diversos profissionais e disciplinas. Como veremos, cientistas de distintas áreas, como as da sociologia, filosofia, história, farmácia, enfermagem, odontologia e antropologia, compõem o quadro de profissionais que atuam na saúde coletiva.

A saúde coletiva é um campo de práticas, necessariamente vinculado a diversos espaços de pesquisa e de formulações teóricas. Nosso objetivo é oferecer pressupostos que objetivam auxiliar os pesquisadores da área a identificar no presente horizonte, políticas públicas de saúde, originadas de um passado não tão remoto, e que, uma vez reconhecidas, são passíveis de mudanças e, consequentemente, de avanços.

No **primeiro capítulo**, o leitor terá a oportunidade de conhecer os principais eventos históricos da saúde coletiva no Brasil e no mundo, tais como o nascimento da medicina social, a criação da Organização Mundial da Saúde (OMS) e a organização dos sistemas de saúde após a Segunda Guerra Mundial. O **segundo capítulo** deste livro é dedicado à Atenção Primária à Saúde (APS); nele, apresentamos o conceito de saúde e os antecedentes históricos do Sistema Único de Saúde (SUS). No **terceiro capítulo**, o leitor terá a oportunidade conhecer as contribuições que as ciências sociais podem oferecer à saúde coletiva. O leitor encontrará, no **quarto capítulo**, os conceitos de gestão, governança e sustentabilidade em saúde, e nele discutiremos sobre como, no SUS, esses conceitos são operacionalizados. Compreenderá, nesse capítulo, o que é biopolítica e o significado de *saúde única*. Por fim, no **quinto capítulo**, trazemos discussões referentes às abordagens multidisciplinar e interdisciplinar na Estratégia Saúde da Família (ESF), seus antecedentes históricos e os desafios futuros para a atenção multidisciplinar na ESF.

Convictos que somos de que a interdisciplinaridade é uma exigência para a qualidade da assistência à saúde e que o itinerário do qual não se pode eximir é o do diálogo, da pesquisa e da colaboração, nosso intuito não foi o de esgotar todas as discussões em torno dos pontos apresentados, mas propor ao estudante e ao profissional do campo da saúde coletiva um engajamento, afinal, saúde coletiva é sobretudo práxis, é mobilidade, uma espécie de intercâmbio de colaboração em prol da promoção da saúde dos indivíduos e da sociedade.

Como aproveitar ao máximo este livro

Empregamos nesta obra recursos que visam enriquecer seu aprendizado, facilitar a compreensão dos conteúdos e tornar a leitura mais dinâmica. Conheça a seguir cada uma dessas ferramentas e saiba como elas estão distribuídas no decorrer deste livro para bem aproveitá-las.

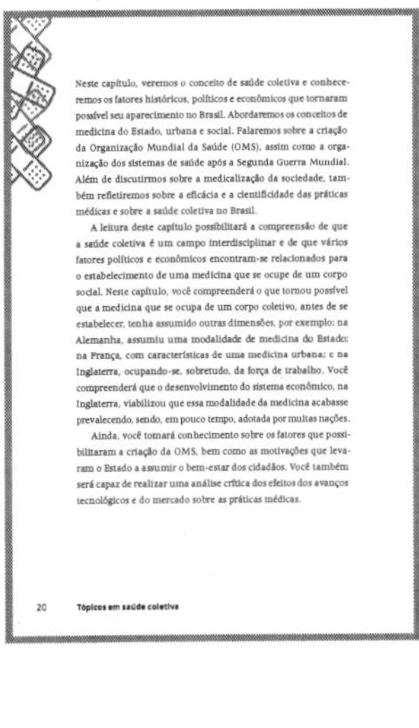

Neste capítulo, veremos o conceito de saúde coletiva e conheceremos os fatores históricos, políticos e econômicos que tornaram possível seu aparecimento no Brasil. Abordaremos os conceitos de medicina do Estado, urbana e social. Falaremos sobre a criação da Organização Mundial da Saúde (OMS), assim como a organização dos sistemas de saúde após a Segunda Guerra Mundial. Além de discutirmos sobre a medicalização da sociedade, também refletiremos sobre a eficácia e a cientificidade das práticas médicas e sobre a saúde coletiva no Brasil.

A leitura deste capítulo possibilitará a compreensão de que a saúde coletiva é um campo interdisciplinar e de que vários fatores políticos e econômicos encontram-se relacionados para o estabelecimento de uma medicina que se ocupe de um corpo social. Neste capítulo, você compreenderá o que tornou possível que a medicina que se ocupa de um corpo coletivo, antes de se estabelecer, tenha assumido outras dimensões, por exemplo: na Alemanha, assumiu uma modalidade de medicina do Estado; na França, com características de uma medicina urbana; e na Inglaterra, ocupando-se, sobretudo, da força de trabalho. Você compreenderá que o desenvolvimento do sistema econômico, na Inglaterra, viabilizou que essa modalidade da medicina acabasse prevalecendo, sendo, em pouco tempo, adotada por muitas nações.

Ainda, você tomará conhecimento sobre os fatores que possibilitaram a criação da OMS, bem como as motivações que levaram o Estado a assumir o bem-estar dos cidadãos. Você também será capaz de realizar uma análise crítica dos efeitos dos avanços tecnológicos e do mercado sobre as práticas médicas.

20 **Tópicos em saúde coletiva**

Introdução do capítulo

Logo na abertura do capítulo, informamos os temas de estudo e os objetivos de aprendizagem que serão nele abrangidos, fazendo considerações preliminares sobre as temáticas em foco.

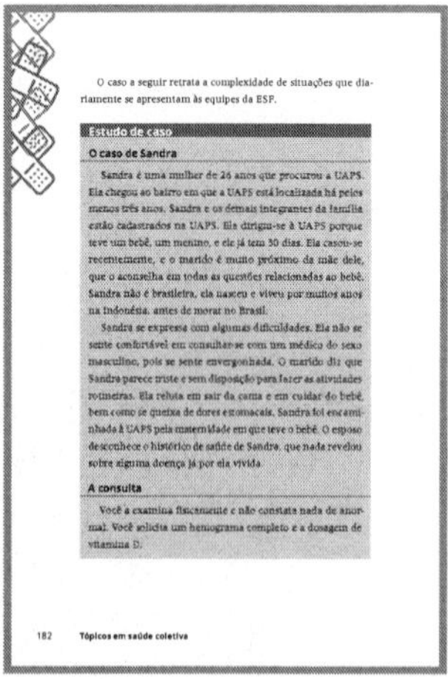
O caso a seguir retrata a complexidade de situações que diariamente se apresentam às equipes da ESF.

Estudo de caso

O caso de Sandra

Sandra é uma mulher de 26 anos que procurou a UAPS. Ela chegou ao bairro em que a UAPS está localizada há pelos menos três anos. Sandra e os demais integrantes da família estão cadastrados na UAPS. Ela dirigiu-se à UAPS porque teve um bebê, um menino, e ele já tem 30 dias. Ela casou-se recentemente, e o marido é muito próximo da mãe dele, que o aconselha em todas as questões relacionadas ao bebê. Sandra não é brasileira, ela nasceu e viveu por muitos anos na Indonésia, antes de morar no Brasil.

Sandra se expressa com algumas dificuldades. Ela não se sente confortável em consultar-se com um médico do sexo masculino, pois se sente envergonhada. O marido diz que Sandra parece triste e sem disposição para fazer as atividades rotineiras. Ela reluta em sair da cama e em cuidar do bebê, bem como se queixa de dores estomacais. Sandra foi encaminhada à UAPS pela maternidade em que teve o bebê. O esposo desconhece o histórico de saúde de Sandra, que nada revelou sobre alguma doença já por ela vivida.

A consulta

Você a examina fisicamente e não constata nada de anormal. Você solicita um hemograma completo e a dosagem de vitamina D.

182 Tópicos em saúde coletiva

Estudo de caso

Nesta seção, relatamos situações reais ou fictícias que articulam a perspectiva teórica e o contexto prático da área de conhecimento ou do campo profissional em foco com o propósito de levá-lo a analisar tais problemáticas e a buscar soluções.

Síntese

Ao final de cada capítulo, relacionamos as principais informações nele abordadas a fim de que você avalie as conclusões a que chegou, confirmando-as ou redefinindo-as.

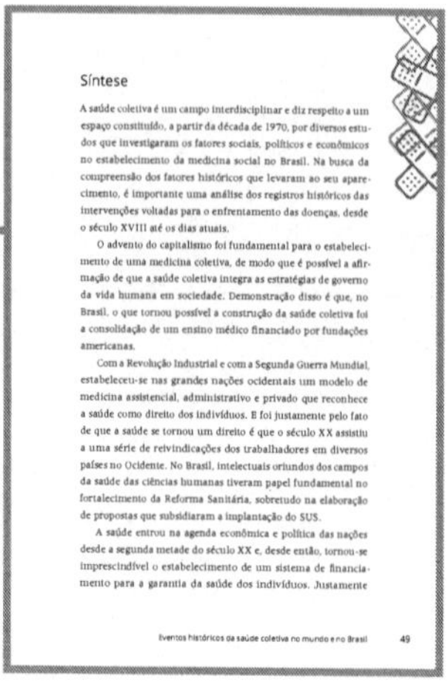
Síntese

A saúde coletiva é um campo interdisciplinar e diz respeito a um espaço constituído, a partir da década de 1970, por diversos estudos que investigaram os fatores sociais, políticos e econômicos no estabelecimento da medicina social no Brasil. Na busca da compreensão dos fatores históricos que levaram ao seu aparecimento, é importante uma análise dos registros históricos das intervenções voltadas para o enfrentamento das doenças, desde o século XVIII até os dias atuais.

O advento do capitalismo foi fundamental para o estabelecimento de uma medicina coletiva, de modo que é possível a afirmação de que a saúde coletiva integra as estratégias de governo da vida humana em sociedade. Demonstração disso é que, no Brasil, o que tornou possível a construção da saúde coletiva foi a consolidação de um ensino médico financiado por fundações americanas.

Com a Revolução Industrial e com a Segunda Guerra Mundial, estabeleceu-se nas grandes nações ocidentais um modelo de medicina assistencial, administrativo e privado que reconhece a saúde como direito dos indivíduos. E foi justamente pelo fato de que a saúde se tornou um direito é que o século XX assistiu a uma série de reivindicações dos trabalhadores em diversos países no Ocidente. No Brasil, intelectuais oriundos dos campos da saúde das ciências humanas tiveram papel fundamental no fortalecimento da Reforma Sanitária, sobretudo na elaboração de propostas que subsidiaram a implantação do SUS.

A saúde entrou na agenda econômica e política das nações desde a segunda metade do século XX e, desde então, tornou-se imprescindível o estabelecimento de um sistema de financiamento para a garantia da saúde dos indivíduos. Justamente

Eventos históricos da saúde coletiva no mundo e no Brasil 49

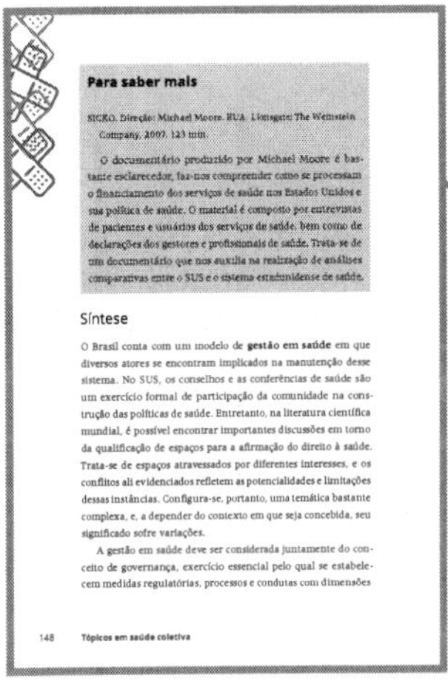

Para saber mais

SICKO. Direção: Michael Moore. EUA: Lionsgate: The Weinstein Company, 2007. 123 min.

O documentário produzido por Michael Moore é bastante esclarecedor, faz-nos compreender como se processam o financiamento dos serviços de saúde nos Estados Unidos e sua política de saúde. O material é composto por entrevistas de pacientes e usuários dos serviços de saúde, bem como de declarações dos gestores e profissionais de saúde. Trata-se de um documentário que nos auxilia na realização de análises comparativas entre o SUS e o sistema estadunidense de saúde.

Síntese

O Brasil conta com um modelo de **gestão em saúde** em que diversos atores se encontram implicados na manutenção desse sistema. No SUS, os conselhos e as conferências de saúde são um exercício formal de participação da comunidade na construção das políticas de saúde. Entretanto, na literatura científica mundial, é possível encontrar importantes discussões em torno da qualificação de espaços para a afirmação do direito à saúde. Trata-se de espaços atravessados por diferentes interesses, e os conflitos ali evidenciados refletem as potencialidades e limitações dessas instâncias. Configura-se, portanto, uma temática bastante complexa, e, a depender do contexto em que seja concebida, seu significado sofre variações.

A gestão em saúde deve ser considerada juntamente do conceito de governança, exercício essencial pelo qual se estabelecem medidas regulatórias, processos e condutas com dimensões

148 **Tópicos em saúde coletiva**

Para saber mais

Sugerimos a leitura de diferentes conteúdos digitais e impressos para que você aprofunde sua aprendizagem e siga buscando conhecimento.

Questões para revisão

Ao realizar estas atividades, você poderá rever os principais conceitos analisados. Ao final do livro, disponibilizamos as respostas às questões para a verificação de sua aprendizagem.

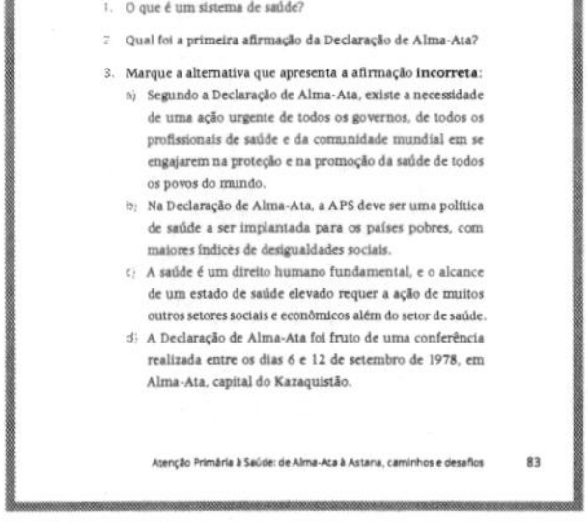

o de promover um elevado estado de saúde da população, e o segundo é o de reduzir ao máximo as desigualdades entre os subgrupos populacionais.

No Brasil, a APS é principalmente de responsabilidade dos municípios brasileiros. O SUS caracteriza-se por ser um sistema de saúde descentralizado, mas é necessário um maior apoio das demais esferas de governo para sua sustentabilidade. Sem esse apoio, torna-se difícil a ampliação do acesso e a melhoria da qualidade da assistência, bem como a redução das desigualdades.

Questões para revisão

1. O que é um sistema de saúde?
2. Qual foi a primeira afirmação da Declaração de Alma-Ata?
3. Marque a alternativa que apresenta a afirmação **incorreta**:
   a) Segundo a Declaração de Alma-Ata, existe a necessidade de uma ação urgente de todos os governos, de todos os profissionais de saúde e da comunidade mundial em se engajarem na proteção e na promoção da saúde de todos os povos do mundo.
   b) Na Declaração de Alma-Ata, a APS deve ser uma política de saúde a ser implantada para os países pobres, com maiores índices de desigualdades sociais.
   c) A saúde é um direito humano fundamental, e o alcance de um estado de saúde elevado requer a ação de muitos outros setores sociais e econômicos além do setor de saúde.
   d) A Declaração de Alma-Ata foi fruto de uma conferência realizada entre os dias 6 e 12 de setembro de 1978, em Alma-Ata, capital do Kazaquistão.

Atenção Primária à Saúde: de Alma-Ata à Astana, caminhos e desafios 83

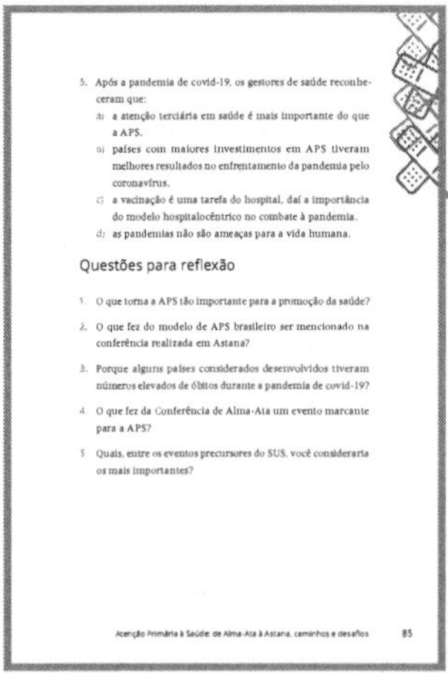

5. Após a pandemia de covid-19, os gestores de saúde reconheceram que:
   a) a atenção terciária em saúde é mais importante do que a APS.
   b) países com maiores investimentos em APS tiveram melhores resultados no enfrentamento da pandemia pelo coronavírus.
   c) a vacinação é uma tarefa do hospital, daí a importância do modelo hospitalocêntrico no combate à pandemia.
   d) as pandemias não são ameaças para a vida humana.

Questões para reflexão

1. O que torna a APS tão importante para a promoção da saúde?
2. O que fez do modelo de APS brasileiro ser mencionado na conferência realizada em Astana?
3. Porque alguns países considerados desenvolvidos tiveram números elevados de óbitos durante a pandemia de covid-19?
4. O que fez da Conferência de Alma-Ata um evento marcante para a APS?
5. Quais, entre os eventos precursores do SUS, você consideraria os mais importantes?

Atenção Primária à Saúde: de Alma-Ata à Astana, caminhos e desafios 85

Questões para reflexão

Ao propor estas questões, pretendemos estimular sua reflexão crítica sobre temas que ampliam a discussão dos conteúdos tratados no capítulo, contemplando ideias e experiências que podem ser compartilhadas com seus pares.

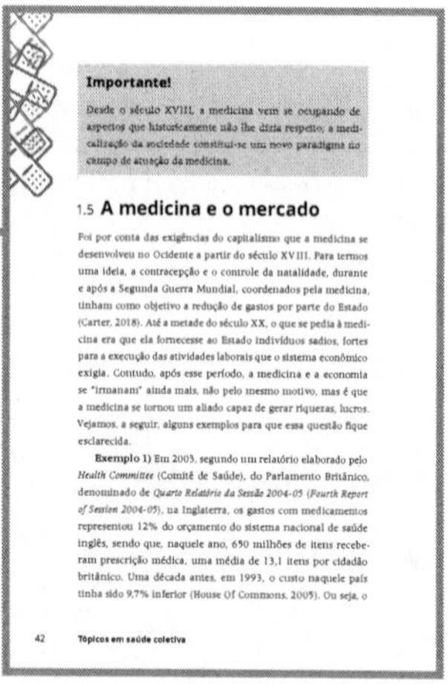

Importante!

Desde o século XVIII, a medicina vem se ocupando de aspectos que historicamente não lhe dizia respeito; a medicalização da sociedade constitui-se um novo paradigma no campo de atuação da medicina.

1.5 A medicina e o mercado

Foi por conta das exigências do capitalismo que a medicina se desenvolveu no Ocidente a partir do século XVIII. Para termos uma ideia, a contracepção e o controle da natalidade, durante e após a Segunda Guerra Mundial, coordenados pela medicina, tinham como objetivo a redução de gastos por parte do Estado (Carter, 2018). Até a metade do século XX, o que se pedia à medicina era que ela fornecesse ao Estado indivíduos sadios, fortes para a execução das atividades laborais que o sistema econômico exigia. Contudo, após esse período, a medicina e a economia se "irmanam" ainda mais, não pelo mesmo motivo, mas é que a medicina se tornou um aliado capaz de gerar riquezas, lucros. Vejamos, a seguir, alguns exemplos para que essa questão fique esclarecida.

Exemplo 1) Em 2005, segundo um relatório elaborado pelo *Health Committee* (Comitê de Saúde), do Parlamento Britânico, denominado de *Quarto Relatório da Sessão 2004-05* (*Fourth Report of Session 2004-05*), na Inglaterra, os gastos com medicamentos representou 12% do orçamento do sistema nacional de saúde inglês, sendo que, naquele ano, 650 milhões de itens receberam prescrição médica, uma média de 13,1 itens por cidadão britânico. Uma década antes, em 1993, o custo naquele país tinha sido 9,7% inferior (House Of Commons, 2005). Ou seja, o

42 Tópicos em saúde coletiva

Importante!

Algumas das informações centrais para a compreensão da obra aparecem nesta seção. Aproveite para refletir sobre os conteúdos apresentados.

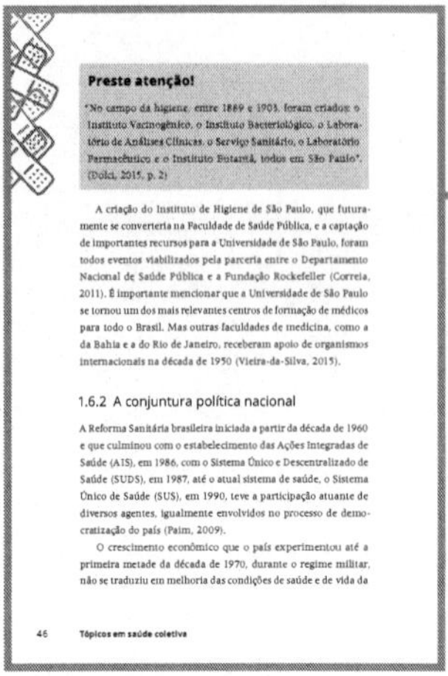

Preste atenção!

"No campo da higiene, entre 1889 e 1903, foram criados o Instituto Vacinogênico, o Instituto Bacteriológico, o Laboratório de Análises Clínicas, o Serviço Sanitário, o Laboratório Farmacêutico e o Instituto Butantã, todos em São Paulo". (Dolci, 2015, p. 2)

A criação do Instituto de Higiene de São Paulo, que futuramente se converteria na Faculdade de Saúde Pública, e a captação de importantes recursos para a Universidade de São Paulo, foram todos eventos viabilizados pela parceria entre o Departamento Nacional de Saúde Pública e a Fundação Rockefeller (Correia, 2011). É importante mencionar que a Universidade de São Paulo se tornou um dos mais relevantes centros de formação de médicos para todo o Brasil. Mas outras faculdades de medicina, como a da Bahia e a do Rio de Janeiro, receberam apoio de organismos internacionais na década de 1950 (Vieira-da-Silva, 2015).

1.6.2 A conjuntura política nacional

A Reforma Sanitária brasileira iniciada a partir da década de 1960 e que culminou com o estabelecimento das Ações Integradas de Saúde (AIS), em 1986, com o Sistema Único e Descentralizado de Saúde (SUDS), em 1987, até o atual sistema de saúde, o Sistema Único de Saúde (SUS), em 1990, teve a participação atuante de diversos agentes, igualmente envolvidos no processo de democratização do país (Paim, 2009).

O crescimento econômico que o país experimentou até a primeira metade da década de 1970, durante o regime militar, não se traduziu em melhoria das condições de saúde e de vida da

46 Tópicos em saúde coletiva

Preste atenção!

Apresentamos informações complementares a respeito do assunto que está sendo tratado.

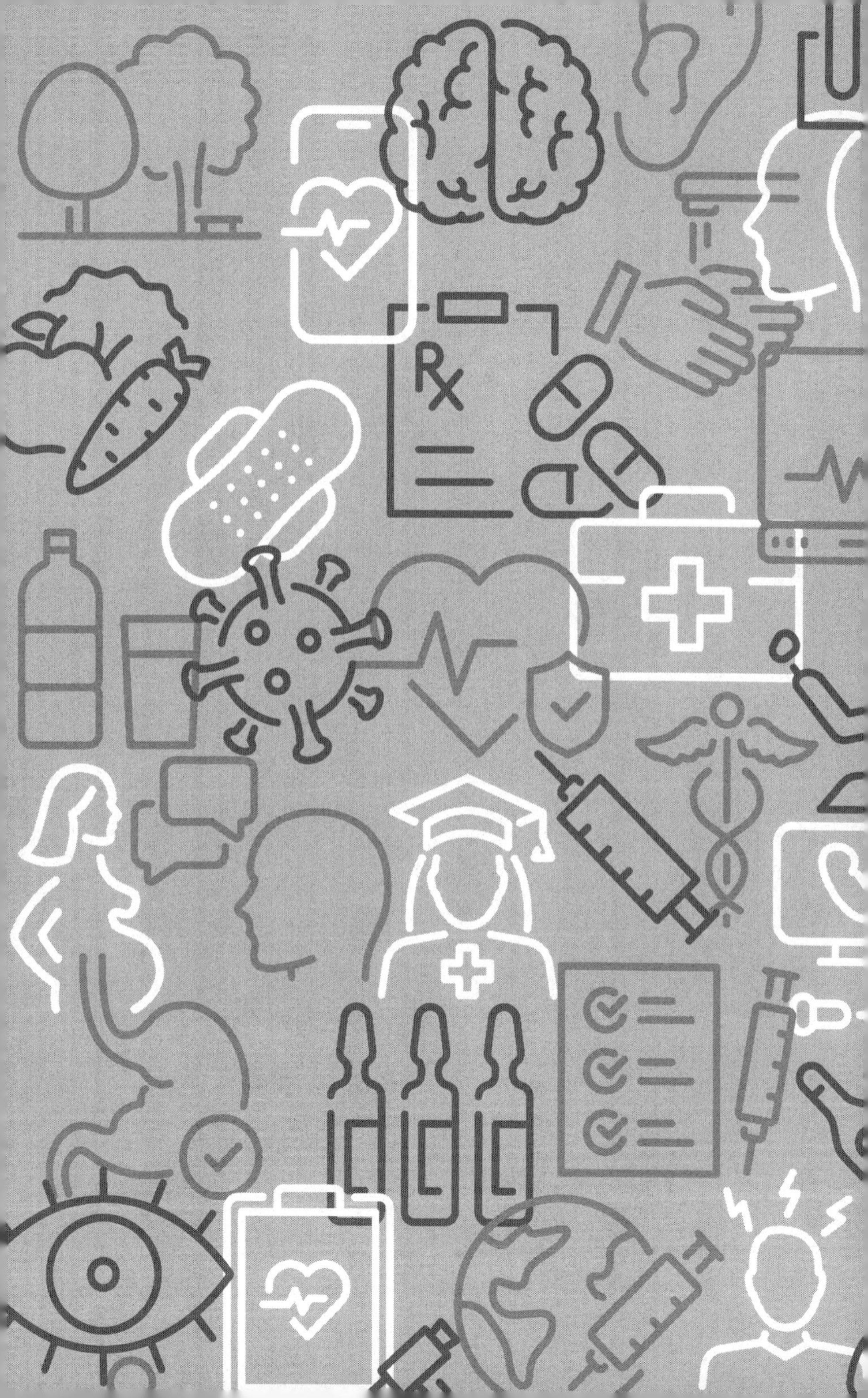

Capítulo 1

Eventos históricos da saúde coletiva no mundo e no Brasil

Neste capítulo, veremos o conceito de saúde coletiva e conheceremos os fatores históricos, políticos e econômicos que tornaram possível seu aparecimento no Brasil. Abordaremos os conceitos de medicina do Estado, urbana e social. Falaremos sobre a criação da Organização Mundial da Saúde (OMS), assim como a organização dos sistemas de saúde após a Segunda Guerra Mundial. Além de discutirmos sobre a medicalização da sociedade, também refletiremos sobre a eficácia e a cientificidade das práticas médicas e sobre a saúde coletiva no Brasil.

A leitura deste capítulo possibilitará a compreensão de que a saúde coletiva é um campo interdisciplinar e de que vários fatores políticos e econômicos encontram-se relacionados para o estabelecimento de uma medicina que se ocupe de um corpo social. Neste capítulo, você compreenderá o que tornou possível que a medicina que se ocupa de um corpo coletivo, antes de se estabelecer, tenha assumido outras dimensões, por exemplo: na Alemanha, assumiu uma modalidade de medicina do Estado; na França, com características de uma medicina urbana; e na Inglaterra, ocupando-se, sobretudo, da força de trabalho. Você compreenderá que o desenvolvimento do sistema econômico, na Inglaterra, viabilizou que essa modalidade da medicina acabasse prevalecendo, sendo, em pouco tempo, adotada por muitas nações.

Ainda, você tomará conhecimento sobre os fatores que possibilitaram a criação da OMS, bem como as motivações que levaram o Estado a assumir o bem-estar dos cidadãos. Você também será capaz de realizar uma análise crítica dos efeitos dos avanços tecnológicos e do mercado sobre as práticas médicas.

1.1 O conceito de saúde coletiva

A **saúde coletiva** é um campo interdisciplinar; não se trata de uma disciplina científica e nem uma ciência, como a medicina ou a engenharia. O objeto das análises da saúde coletiva é constituído nas interfaces entre o organismo vivo e a sociedade e ela adota como elementos de suas pesquisas os determinantes socioeconômicos do adoecer e o modo como se organizam os serviços de saúde. Portanto, o profissional de saúde que vislumbra conhecer e trabalhar nesse campo tem um importante desafio: disponibilizar-se a um diálogo contínuo com diversos saberes, pois se trata de um campo que requer uma integração de múltiplos conhecimentos e atores. Dessa forma, um dos objetivos da saúde coletiva é compreender como esses saberes se constituem, como podem se organizar e que efeitos podem exercem sobre a saúde da população.

Não é exagero se afirmamos que este termo *saúde coletiva* é uma invenção brasileira. Não que nas demais nações o campo não seja pensado e trabalhado, mas na literatura anglo-saxônica podemos encontrar *public health*, que, traduzindo para nosso idioma, significa "saúde pública" e tem uma conotação bastante diferenciada da saúde coletiva. Em linhas gerais, a saúde pública diz respeito à saúde da coletividade, e a saúde coletiva é o campo no qual se materializam a análise, as proposições e as formulações de políticas para a promoção dessa saúde (Souza, 2014).

O campo da saúde coletiva diz respeito a um espaço constituído, a partir da década de 1970, por diversos estudos que investigaram os fatores sociais, políticos e econômicos no estabelecimento da medicina social no Brasil. Prova disso foi a criação, em 27 de setembro de 1979, da Associação Brasileira de Saúde Coletiva (Abrasco), um fato histórico que não pode ser esquecido por aqueles que ensinam, estudam ou trabalham nesse campo (Fonseca, 2006). Até julho de 2023, no Brasil, existiam 136 cursos de pós-graduação em Saúde Coletiva, recomendados e reconhecidos pela Coordenação de Aperfeiçoamento de Pessoal e Ensino Superior (Capes) (Plataforma Sucupira, 2023).

1.2 Condições que possibilitaram o aparecimento da saúde coletiva

As análises dos registros históricos das intervenções voltadas para o enfrentamento das doenças, desde a Antiguidade, demonstram que a concepção de medicina até o início do século XVIII era fundamentalmente individualista, ou seja, era uma medicina que se ocupava do corpo anatômico do indivíduo. Em 1961, Vern Bullough, historiador americano, publicou um artigo no qual demonstrou que a medicina medieval se ocupava predominantemente dos corpos individuais e discretamente das dimensões coletivas da saúde (Bullough, 1961). Uma medicina que iria se ocupar do coletivo, do social, apareceria na Europa somente no final do século XVIII (Foucault, 2009b). Nesse período iria surgir outro conceito de *corpo*. Nós tínhamos um corpo individual, objeto da medicina até o início do século XVIII, e então apareceria um **corpo populacional**. Portanto, a população passou a ser o novo objeto da medicina. Esse conceito de corpo populacional é muito importante para entendermos o que viria a ser a saúde coletiva (Foucault, 2008).

Pois bem, a transição de uma medicina individualista para uma medicina coletiva só foi possível com o advento do capitalismo (Colmenares, 2002). Foi ele, o capitalismo, que socializou o corpo como o objeto de produção, como força de trabalho (Coelho; Severiano, 2007). Nesse sentido, a saúde coletiva integra uma estratégia de governo da vida humana em sociedade (Melo, 2014), ela integra um governo da **população**.

Segundo as pesquisas realizadas pelo filósofo Michel Foucault (2009b), a formação da medicina social pode ser compreendida em três etapas: a medicina de Estado, a medicina urbana e a medicina da força de trabalho. Vejamos, portanto, as características de cada uma dessas etapas.

1.2.1 A medicina do Estado ou polícia médica

Essa medicina desenvolveu-se no início do século XVIII, na Alemanha. Quando se fala de *medicina do Estado ou polícia médica* está-se a falar da administração da saúde da população por parte do Estado. A polícia médica é a noção que temos hoje de políticas públicas em saúde. Entre os anos de 1750 e 1830, formou-se, na Alemanha, um ambiente que propiciou o nascimento de uma medicina de Estado (Brügelmann, 1982). O objeto da ocupação do Estado não será mais simplesmente sua soberania, mas a **população**, como já havíamos mencionado. Fazer crescer a população e monitorar as causas de seu adoecimento e de sua mortalidade de modo a garantir seu crescimento tornaram-se os principais interesses do Estado. Curar tornou-se uma proposta política.

O maior pesquisador sobre a polícia médica foi o médico e higienista alemão Johann Peter Frank (1745-1821). Esse médico propôs a assistência médica aos cidadãos, o amparo e a proteção aos mais pobres como uma responsabilidade do Estado (Medina; Koschwitz, 2011).

O Ocidente assistiu ao desenvolvimento de um Estado como objeto do conhecimento, como lugar de formação de disciplinas. Na Alemanha, a burguesia cedeu recursos e funcionários de modo que o Estado alemão se constituísse e se organizasse. Foi lá, particularmente na Prússia, que se desenvolveu o primeiro modelo de Estado moderno (Kiser; Schneider, 1994).

Michel Foucault (2008) cunhou o termo *governamentalidade* para designar a adoção do corpo populacional como objeto de governo pelo Estado, ou seja, o Estado não se ocuparia somente das questões jurídicas, mas da população biológica.

> Por esta palavra, "governamentalidade", entendo o conjunto constituído pelas instituições, os procedimentos, análises e reflexões, os cálculos e as táticas que permitem exercer essa forma bem específica, embora muito complexa, de poder que tem por alvo principal a população, por principal forma de saber a economia política e por instrumento técnico essencial os dispositivos de segurança. (Foucault, 2008, p. 143)

Outro aspecto da polícia médica foi a normalização da prática médica, que era caracterizada pela formação dos médicos e pela distribuição de diplomas. O médico, segundo Foucault, foi o primeiro indivíduo a ser normalizado:

> Procura-se deixar às universidades e sobretudo à própria corporação dos médicos o encargo de decidir em que consistirá a formação médica e como serão atribuídos os diplomas. Aparece a ideia de uma normalização do ensino médico e, sobretudo, de um controle, pelo Estado, dos programas de ensino e da atribuição dos diplomas. A medicina e o médico são, portanto, o primeiro objeto da normalização. Antes de se aplicar a noção de normal ao doente, se começa por aplicá-la ao médico. (Foucault, 2009b, p. 83)

Mas esse cuidado com o corpo populacional estendeu-se aos demais países do Ocidente. Nicolas Bergasse, político francês, dirá, em 1781, que "a corporação médica é um corpo político, cujo destino está vinculado ao do Estado e cuja existência é absolutamente essencial, criando assim uma sociedade próspera" (Bergasse, 1781, p. 67, tradução nossa).

Carroll (2002), analisando nesse período o desenvolvimento da saúde coletiva, possibilita-nos listar importantes observações. Apresentamos, algumas:

> 1ª – Na polícia médica, o conceito ou ideia de segurança encontra-se associada à ideia de saúde; dois conceitos, entretanto, mediados por um outro conceito que é o de população.
> 2ª – Técnicas de inspeção, coleta de dados, regulação e intervenção, anteriormente existentes, foram aprimoradas e adotadas pela medicina do Estado.
> 3º – Alguns grupos populacionais ou categorias receberam privilegiada atenção da polícia médica, de modo que derivações dessa prática surgiram na literatura e nas políticas de saúde adotadas: **polícia da comunidade, polícia dos incômodos, engenharia sanitária (polícia do ambiente físico), polícia da água, dos medicamentos e dos alimentos, polícia dos materiais perigosos, polícia do trabalhador e polícia dos profissionais da saúde**.
> 4º – A polícia médica tornou-se ciência. (Carrol, 2002, p. 465, tradução nossa, grifo nosso)

1.2.2 A medicina urbana

É muito importante que tenhamos em mente que a medicina urbana não é uma prática médica que surgiu sucessivamente à medicina do Estado. O que pretendemos destacar é que essa prática teve uma importância maior em outras nações. Uma das nações em que a medicina urbana teve uma evidente expressão foi a França.

Para compreendermos as características da medicina urbana é fundamental termos em mente que o século XVIII testemunhou diversos fenômenos sociais, políticos e econômicos e, consequentemente, sanitários. O aumento do número de nascimentos e a migração de grupos populacionais para a zona urbana das cidades, oriundos do meio rural, propiciaram um vertiginoso crescimento da população nos centros urbanos, o que interferiu na revitalização do comércio e no aperfeiçoamento das políticas agrícolas. Outro evento extremamente impactante foi a Revolução Industrial. Esses fatores, somados aos progressos na medicina, levaram a medicina a assumir papel importante na regulação das cidades (Frey, 1982).

Para compreendermos melhor, é necessário que conheçamos como estava estruturada uma cidade francesa no final do século XVIII. Vejamos o caso da cidade de Marseille (Marselha).

Marseille foi atingida por uma epidemia importante entre maio e julho de 1720, que chegava a matar mais de mil pessoas diariamente, de modo que era impossível o destino apropriado dos corpos. Os corpos dos defuntos e o lixo produzido pela cidade se aglomeravam nas ruas e ficaram ali até setembro daquele ano, até que, em janeiro de 1721, o exército realizou ações coordenadas pela medicina, de remoção e destino dos defuntos. Estima-se que mais de 50% da população da cidade sucumbiu entre 1721 e 1723 (Coste, 2018). A Europa estava atravessando por mudanças importantes. Seria importante estabelecer um destino apropriado aos cadáveres e a medicina organizou a criação de cemitérios fora da zona urbana, bem como a identificação dos corpos (caixão e jazigos) e a causa de morte. Além disso, foi a medicina que organizou o destino dos resíduos, o cuidado com a água, a identificação das residências e o controle do fluxo de pessoas oriundos da zona rural. Nesse período, vemos uma medicina que organiza a cidade, daí o nome de *medicina urbana* (Foucault, 2009b).

Se olharmos para o Brasil, constataremos igualmente os efeitos dos enunciados médicos sobre a organização do urbanismo das principais cidades brasileiras. Todavia, as mudanças iniciadas no final do século XVIII na Europa tornaram-se evidentes no Brasil somente no final do século XIX. Segundo Bertoni (2015, p. 75): "As primeiras reflexões sobre a transformação da cidade, sob a forma de artigos ou ensaios, aparecem já no final da década 1850, como os interessantes textos do arquiteto belga Victor Besme, *Plan d'ensemble de l'agglomération bruxelloise*, publicados entre 1863 e 1866". Encontra-se evidente a presença do higienismo na organização da vida urbana, não se tratando simplesmente no registro das doenças ou das mortes com o apoio do Estado. Na França, no início do século XVIII, os territórios encontravam-se sob domínio de organizações rivais e com jurisprudências distintas, e sob os efeitos da medicina, tais territórios sofreram processo de unificação para dar resolução aos problemas da vida urbana.

O que ocorreu é que o Estado delegou à medicina a tarefa de auxiliá-lo no processo de unificação dos territórios, pois, indiscutivelmente, foi com base na expectativa de aumentar a arrecadação de impostos, de fortalecer o poder econômico do país que a organização das cidades se constituiu numa estratégia do Estado francês (Tulchinsky; Varavikova, 2014). Temos, portanto, o fator econômico como elemento mobilizador das práticas médicas (Nunes, 2012). Mas não temos somente o aspecto econômico. Temos também o aspecto político. Pois, dado o aumento da população na cidade, sobretudo de uma população operária pobre, estabeleceram-se tensões no interior da cidade, tensões entre a burguesia detentora de bens e de materiais e do proletariado. Dessa maneira, os conflitos entre pobres e ricos tornaram-se frequentes, e a zona urbana, no final do século XVIII, passou a ser o cenário de revoltas, o que justificou o estabelecimento de um poder capaz de vigiar a população urbana. Dessa forma, médicos e políticos se associaram para regular a temeridade existente na cidade, fazendo emprego de uma medida de regulação dos fluxos: a quarentena (Depasquale, 2009).

Segundo Michel Foucault (2009b), a quarentena consistia em: a) permanência das pessoas em suas residências; b) divisão das cidades em bairros sob a responsabilidade de inspetores; c) elaboração de relatórios diários por parte dos inspetores das casas, das ruas e dos bairros (vigilância contínua dos corpos); d) desinfecção das casas. Então, o que assistimos no final do século XVIII foi a concretização de uma prática médica normativa da vida urbana, uma organização sanitária das cidades.

Quando estudamos a história da medicina, deparamo-nos com diversos eventos, diversas morbidades que devastaram a humanidade. Portanto, se entre estes tomarmos dois exemplos importantes de enfermidades, como a lepra e a peste, veremos que essas duas doenças foram capazes de organizar as práticas médicas no Ocidente (Mellinger, 2006).

A lepra retrata bem o mecanismo da exclusão como o adotado pela medicina para o controle do contágio. Excluir o leproso do espaço urbano e misturá-lo com outros leprosos foi prática adotada por décadas. A conduta médica diante da lepra demonstra que a medicina nesse período era uma medicina do isolamento, da exclusão (Zamparoni, 2017). Certamente é possível reconhecer esse modelo sendo empregado no manejo de outros problemas de saúde, sobretudo daqueles relacionados à saúde mental.

Por outro lado, se olharmos as condutas médicas adotadas diante da peste, veremos a distribuição dos indivíduos doentes, um ao lado do outro. Temos nesse período a adoção de vigilância dos sintomas e o nascimento das práticas de registros médicos. A medicina vai estabelecer um espaço delimitado para o doente, mas não um espaço longe da cidade, como no caso da lepra, e sim dentro da própria cidade, em razão da necessidade da vigilância permanente. Esses espaços serão os hospitais dedicados a separar os indivíduos infectados, observar e registrar a evolução da doença (Andrews, 2011; Murphy, 2022).

Observe, portanto, que temos com esses dois exemplos dois esquemas diferentes. No primeiro, um esquema que é o da purificação, uma tática religiosa adotada desde a Antiguidade, no segundo, uma estratégia militar, de vigilância. Portanto, a medicina da cidade, a medicina urbana, é uma medicina de estratégia militar, de supervisão, pois seu primeiro objetivo é a análise dos perigos à saúde pública ocasionados pelas aglomerações de pessoas no espaço urbano. Na modernidade, foi a medicina que estabeleceu o cuidado com os corpos dos que morriam. A individualização do cadáver e a identificação do túmulo são práticas que foram estabelecidas pela medicina, na Era Moderna, por razões político-sanitárias.

No Brasil, o fenômeno da vacinação em massa e da resistência da população no começo do século XX é um clássico exemplo nacional do que veio a ser essa medicina urbana (Hochman, 2011). Outro aspecto que delimita em que consistiu essa medicina urbana no Brasil foram as transformações ocorridas no trato com os defuntos (Costa, 2007).

O segundo objetivo da medicina urbana, segundo Foucault (2009b), é o estabelecimento de uma boa circulação da água e do ar. Vejamos como isso ocorreu adotando como exemplo o caso da cólera que atingiu Londres entre 1854.

Até a metade do século XIX, toda comunidade médica e de pesquisadores defendia que era a falta de uma ventilação adequada que facilitava a propagação das doenças provocadas pelo ar. Era a teoria miasmática (Halliday, 2001). A demonstração disso era que o cheiro era ruim, resultado dos dejetos humanos. Ocorreu que John Snow, médico inglês, levantou a hipótese de que não era o ar o responsável pela propagação da doença, mas sim a água. A teoria miasmática cedeu lugar à teoria hídrica elaborada por Snow (Tulchinsky, 2018). E como ele fez isso? Simplesmente John Snow construiu um mapa com a distribuição espacial de todos os casos de óbitos ocorridos por conta da cólera e conseguiu estabelecer, hipoteticamente, uma associação entre os casos de morte e o consumo de água oriundo de uma bomba de abastecimento no distrito de Broad Street. Após diversas indagações, Snow chegou à conclusão de que aqueles que não faziam uso da água dessa bomba não apresentavam os sintomas da doença e, em 8 de setembro de 1854, John convenceu as autoridades a fecharem a bomba de água, o que levou à queda progressiva dos casos de óbitos (Cerda; Valdivia, 2007).

Veja que foi na medicina urbana que apareceu uma nova disciplina, um novo campo de saber conhecido como *epidemiologia*. Não é por acaso que John Snow é concebido como o pai da epidemiologia moderna. No caso da investigação conduzida por Snow, encontramos três elementos fundamentais no campo da epidemiologia: o território (o lugar), o tempo (período transcorrido entre a ingestão da água e o óbito) e o susceptível (as pessoas que consumiam a água contaminada) (Lima Neto et al., 2013).

Voltando à teoria miasmática, é importante mencionar que foi graças à crença de que as doenças eram transmitidas pelo ar que se justificaram importantes mudanças na arquitetura das cidades na expectativa de que fossem garantidos aos cidadãos um ar de boa qualidade. Consequentemente, ocorre o alargamento das ruas na tentativa de melhorar a circulação do ar e, posteriormente, também, a circulação da água (Winiwarter et al., 2016; Zulawski, 2018).

Retornando à questão da cólera, foi graças ao sucesso obtido por John Snow que a medicina veio a adotar como seu objeto de trabalho a distribuição e o ordenamento dos elementos essenciais para a vida na cidade. É o caso, portanto, do posicionamento das fontes de água, dos cemitérios em relação à cidade, dos esgotos, dos lugares reservados a receber o lixo produzido. Trata-se de medidas adotadas no século XIX, mas já iniciadas no século XVIII.

Para que fique mais esclarecedor, vejamos a cidade de Paris. Ali, por exemplo, a política médica adotou duas importantes medidas: a **primeira medida** foi a constituição de comissários que vigiassem a limpeza da cidade e o destino do lixo. O propósito era esvaziar a cidade de todo material orgânico. A **segunda medida** foi o rigoroso controle do ingresso de imigrantes na cidade. Os imigrantes, naquele período, eram os principais suspeitos de crimes e de delinquências, e não foi difícil relacioná-los aos casos de adoecimentos na cidade. Na tentativa de evitar o contágio dos que habitavam a cidade, foram elaborados, nesse período, certificados que permitiam a circulação dessas pessoas após ficarem em quarentena (Vidoni, 2015). Em 1742, Philippe Buache elaborou um plano hidrográfico para a cidade de Paris (Buache, 1742), na tentativa de preservar a qualidade da água para o consumo. Outro aspecto que apareceu nesse período foi o cuidado com o abatimento dos animais: o período do dia em que deviam ser abatidos e comercializados (Ferrières, 2001).

Com a medicina urbana, temos, portanto, a medicalização da cidade. E essa medicalização da cidade iniciada no século XVIII no Ocidente é importante na história da saúde coletiva pelos seguintes motivos:

1. Outros saberes foram empregados para apoiar a medicina nesse período. A vigilância da água, do ar e dos alimentos fez com que a medicina entrasse em contato com a química. Cientistas, como os químicos Antoine Lavoisier e Fourcroy, colaboraram enormemente para o desenvolvimento da saúde coletiva, para que a medicina se inserisse num discurso científico (Leathes, 1930; Rosenfeld, 2002). Observe que não foi a medicina individualizada, privada, particular, que levou a medicina ao *status* de saber científico, foi a medicina urbana que, aliando-se a outros saberes, realizou essa tarefa.
2. Com a medicina urbana apareceu a noção de *meio*. A medicina urbana não é a medicina dos indivíduos, dos corpos anatômicos individualizados, ela é a medicina das coisas, do ar, da água, dos alimentos. É ela que, como suporte de outros saberes, estabelecerá a relação entre o meio e os organismos. Essa noção de meio é fundamental para o desenvolvimento da saúde coletiva (Andrews, 2011).
3. Foi com a medicina urbana que apareceu a noção de *insalubridade* (Fijalkow, 2000). Na França, a Lei de 1850, promulgada em 15 de março, embora modesta em comparação com a legislação britânica, vai se ocupar das condições de salubridade dos lugares domésticos, trazendo em seu texto a ideia de insalubridade (Ackerknecht, 1948). Embora não tenha sido o primeiro instrumento jurídico que trata dos aspectos relacionados à higiene dos lugares, a lei francesa de 1850 é o primeiro texto que aborda o conceito. Segundo essa lei, um grupo de profissionais, composto por médicos e arquitetos, entre outros, deveria ser constituído pelos prefeitos das cidades com o objetivo de avaliar as condições das moradias. Tal comissão elaborava relatórios que direcionava o gestor local para a tomada de decisões quanto à autorização de residir

ou não no lugar inspecionado. Observe que a salubridade e a insalubridade são conceitos referentes ao estado do meio e das coisas que podem afetar a saúde pública. Vemos nascer, assim, no final do século XVIII, uma política científica que se desenvolverá e alcançará o século XX com arcabouços das vigilâncias ambiental, sanitária e dos alimentos.

1.2.3 A medicina da força do trabalho

Com o que já foi apresentado até aqui, temos condições de afirmar que a medicina do operário, a dos mais vulneráveis, aquela medicina da assistência aos pobres, não foi o primeiro objetivo da medicina social. Os mais vulneráveis foram os últimos a serem medicalizados. Os pobres nunca foram considerados um perigo pela medicina urbana como foram considerados, por exemplo, os cemitérios, os matadouros e os esgotos. Os pobres exerciam nas cidades funções importantes. Todavia, é fundamental para a compreensão do que seja a história da saúde coletiva que saibamos que os pobres do século XVIII e início do século XIX, na Europa e na América do Norte, exerciam funções econômicas bem distintas daquelas realizadas pelos pobres no Brasil. No Brasil, nesse período, estávamos sob um regime econômico que desprivilegiava a mão de obra oriunda do sistema escravagista (Marquese, 2006).

O quotidiano da plebe na Europa era cheio de atividades. Os pobres participavam de diversas ações. O funcionamento da vida urbana dependia dos pobres, seja na entrega das correspondências (Hemmeon, 1912), seja na participação ativa da limpeza das cidades e das casas (Fisher; Cotton; Reed, 2006; Murtha; Castro; Heller, 2015), ou seja, o aglomerado de pobres não era considerado como um perigo, eles integravam a paisagem da cidade. Todavia, no início do século XIX, eles, os pobres, passaram a ser considerados como um perigo, e isso pelos seguintes motivos:

1. Com a instalação do sistema postal (Hemmeon, 1912), os mais pobres, que realizavam a entrega de correspondências e de outras mercadorias em domicílios e em estabelecimentos comerciais e, consequentemente, ganhavam algum dinheiro que os possibilitavam sobreviver, passaram a não ter mais condições de comprar alimentos, o "pão de cada dia", e isso ocasionou tumultos, de maneira que os pobres passaram a ser vistos como potencial grupo de revoltas (Berlière, 2009). É justamente nesse período que aparece a polícia ostensiva. Então, um dos motivos pelos quais os pobres passaram a ser considerados um problema foi a natureza política.
2. Já mencionamos o episódio da epidemia de cólera em Londres e o papel do médico John Snow. O que ocorreu é que, com a cólera, as autoridades europeias, sobretudo Londres e Paris, dividiram o espaço urbano entre pobres e ricos. A ideia de que os pobres propagavam a doença fez com que estes fossem considerados uma ameaça. Eis um motivo pela redistribuição do espaço urbano em Londres (Orford et al., 2002) e em Paris (Piketty; Postel-Vinay; Rosenthal, 2006).

O que ocorreu é que, com a Revolução Industrial, na Inglaterra, veio a surgir um proletariado importante e, com isso, apareceu uma nova medicina social que tinha como objeto principal os mais pobres. Não estamos afirmando que na Inglaterra não existiam traços da medicina do Estado e da medicina urbana. Mas uma medicina que beneficiaria os mais pobres, submetendo-os a controles médicos, nasceria e se consolidaria fortemente na Inglaterra. Entretanto, essa gratuidade da assistência aos pobres tinha dois motivos: **primeiro**, tratava-se da proteção das classes ricas de serem afetadas por doenças, **segundo**, era uma maneira de tornar os mais pobres aptos ao trabalho (Brown, 2017). Uma legislação médica contida na Lei dos Pobres, publicada em 1834 (Murphy, 2003), foi um dos primeiros elementos para a prática médica inglesa de controle da população pela medicina e que ganhou reforço com a publicação do Public Health Act, ou seja, a Lei de Saúde Pública de 1875 (Neill, 1950) e se estenderia por todo o século XX (Perrott; Holland, 2005).

Pois bem, caro leitor, com o desenvolvimento do sistema econômico, essa medicina acabou prevalecendo. A instituição do sistema britânico por Sir John Simon (Simon, 1890) possibilitou uma medicina assistencial, administrativa e privada. A superposição desses três aspectos da medicina garantiu ao sistema britânico seu desenvolvimento e sua adoção por outras nações.

1.3 A criação da Organização Mundial da Saúde (OMS)

A OMS é uma instituição internacional fomentadora de diversas políticas de saúde para todas as nações. Para compreendermos como ela foi estabelecida, será preciso retomar alguns eventos no campo da saúde e os posicionamentos das nações diante de tais eventos.

Lembre-se que, na metade do século XVIII, importantes cidades da Europa foram afetadas pela cólera. Já falamos sobre isso. Foi o caso de Londres e Paris. Em resposta a essa epidemia, foi realizada em Paris, em 1851, a I Conferência Internacional Sanitária (First International Sanitary Conference). Tratava-se do primeiro esforço internacional para o controle de doenças. Em resposta aos problemas sanitários vividos naquele período, nas Américas foi criada, em 1902, a primeira agência internacional de saúde no mundo, a OPAS (Organização Pan-Americana de Saúde). A Europa, motivada pela iniciativa dos países americanos, criou, em 1907, o Escritório Internacional de Higiene Pública, em Paris, e, ao final da Primeira Guerra Mundial, em 1919, criou a Organização de Saúde da Liga das Nações ou Sociedade das Nações, em Genebra, na Suíça (Brown; Cueto; Fee, 2006).

Após a Segunda Guerra Mundial, ocorreu uma importante conferência das Nações Unidas, em 1945, na cidade de São Francisco, nos Estados Unidos, em que se votou pelo estabelecimento de uma organização internacional de saúde e, em 1946, um ano depois, foi aprovada a criação da OMS. Em 1948, em Genebra, aconteceu a primeira Assembleia da OMS, que elegia como prioridades as seguintes doenças: malária, tuberculose, doenças venéreas, saúdes materna e infantil, engenharia sanitária e nutrição (McCarthy, 2002).

1.4 A organização da saúde após a Segunda Guerra Mundial

Em 1942, na Inglaterra, foi elaborado um plano de organização dos serviços de saúde que serviu de modelo para muitos países. Esse plano, que na realidade é um relatório, tratava das condições socioeconômicas e sanitárias na Inglaterra durante a Segunda Guerra Mundial. O que é fundamental é que nesse plano vamos encontrar não somente uma análise descritiva das condições do país, mas também uma série de recomendações para a administração política, econômica e sanitária.

Diante das características da medicina assistencialista da Inglaterra, mencionadas anteriormente, implantada no século XIX, não é difícil compreender que uma das funções que o Estado assume, na Inglaterra, é a de garantir a saúde dos cidadãos, pobres ou ricos. Essa garantia encontrava-se (e encontra-se ainda) associada aos interesses do mercado, pois a disponibilidade de uma mão de obra saudável é essencial para o sistema de produção e consumo. O relatório coordenado por William Henry Beveridge, daí o nome *Plano Beveridge*, foi, portanto, a consolidação de um direito: o direito à saúde (Light, 2003).

Antes do Plano Beveridge, a medicina tinha como objetivo uma assistência nacionalista, ou seja, indivíduos saudáveis para servir ao Estado, mas, depois do Plano Beveridge, ocorreu uma inversão, surgindo um Estado a serviço do bem-estar de seus cidadãos. Essa inversão de valores não aconteceu simplesmente no campo do direito, mas no campo da moral.

No século XIX, já havia uma vasta literatura sobre a necessidade da adoção de práticas para a garantia da saúde. Podemos encontrar recomendações para a adoção de medidas de higiene nos hospitais, sobre os cuidados com o ar, a ventilação e a luminosidade (Great Britain, 1844). Vamos também encontrar a descrição dos comportamentos anormais das crianças e os cuidados que os pais devem ter com elas, as recomendações dietéticas para a saúde reprodutiva e o cuidado com o convívio com os animais domésticos (Law, 1875). Enfim, é possível observar, em todas as recomendações sobre saúde, o conceito de higiene como temática central, ou seja, não se deve adoecer, e para que isso não ocorra, é necessária a adoção desses conselhos. O que vai ocorrer após a metade do século XX é que o indivíduo, agora, poderá adoecer, ele tem direito à assistência, pois ele tem direitos, entre os quais estão o direito de faltar ao trabalho para ir ao médico e o direito de obter permissão para permanecer em casa até sua recuperação (Mold, 2012).

Foi por volta da metade do século XX que o direito à saúde se tornou objeto de reivindicações dos trabalhadores em diversos países no Ocidente, mas foi particularmente em 1948, com a Declaração Universal dos Direitos Humanos, da Organização das Nações Unidas (ONU), em 10 de dezembro de 1948, que esse direito foi concebido mundialmente (United Nations, 1948). É importante mencionar que a ONU foi estabelecida em 24 de outubro de 1945 (Xavier, 2007) e, como citamos, a OMS foi estabelecida em 1946.

Se olharmos o Plano Beveridge (Berridge, 2000), veremos que as sugestões elaboradas concebem a saúde para além do bem-estar físico; a saúde é concebida como um estado físico que depende de outros fatores e que uma agenda econômica deve contemplá-la. Foi justamente após o relatório do Sr. William Beveridge, em 1942, que a saúde passou a ter um conceito muito mais amplo. Na verdade, o primeiro conceito moderno de saúde propriamente dito, promulgado pela OMS em 1946 (WHO, 1946), deve-se a esse relatório.

Tomando o conceito de saúde da OMS, a saúde é definida do seguinte modo:

> não negativa ou estritamente como a ausência de doença ou enfermidade, mas positiva e amplamente como um estado de completo bem-estar físico, mental e social, cujo gozo deve fazer parte da legítima herança de todo ser humano sem distinção de raça, religião, orientação política, condição econômica ou social. (WHO, 1946, p. 16, tradução nossa).

E tomando a Declaração Universal dos Direitos Humanos, promulgada em dezembro do mesmo ano, identificamos que a partir dali a prevenção e a promoção da saúde se tornarão fontes de despesas para o Estado. Será preciso o estabelecimento de um sistema de financiamento para a garantia da saúde dos indivíduos. Eis um dos motivos pelos quais a saúde vai se tornar um objeto de cunho político. Doravante não haverá nenhuma campanha política, eleitoral ou não, que não coloque a questão da saúde como um direito a ser garantido ou preservado. Seja na Inglaterra (Greer; Méndez, 2015), seja na América Latina (Laurell, 2017).

A partir do Plano Beveridge, vamos assistir, portanto, desde a segunda metade do século XX, a elaboração e consolidação de uma moralidade e uma economia alinhada com uma nova política do corpo, pois foi a partir daquele plano que o Estado elegeria o corpo como um de seus principais objetos de intervenção. Daí é possível compreender as motivações no desenvolvimento de novos tratamentos, de novas tecnologias diagnósticas e dos sistemas de seguridade social. Passamos a assistir nos últimos anos a aproximação destes campos de saberes: medicina e direito (Spiermann, 2007). Temos como exemplo o nascimento da bioética (Irrazábal, 2015), mas também a judicialização do acesso a tratamentos (Silva; Schulman, 2017) e a penalização dos crimes médicos (Braga et al., 2018).

Para o estudante, pesquisador ou profissional da saúde coletiva, é essencial o conhecimento e a compreensão dos avanços no campo sanitário, observados desde o final do século XVIII, para a elucidação dos embates e desafios contemporâneos. Não é, pois, sem razão que a medicina enfrenta hoje importantes questionamentos por parte da sociedade – indagações relacionadas aos aspectos da cientificidade e eficácia de suas práticas, questionamentos relacionados à medicalização contínua da sociedade.

1.4.1 A crítica da eficácia e da cientificidade das práticas médicas

Um dos principais efeitos da medicina a se tornar evidente, sobretudo com o desenvolvimento e emprego de novas tecnologias, foi sua capacidade de matar. Estudos e relatos publicados amparam nossa afirmação (Phillips; Bredder, 2002; Makary; Daniel, 2016). Se antes ela matava por ignorância, hoje ela mata dentro de um modelo científico que estimula a obtenção de saber e resultados. Muitos casos de morte se devem a erros médicos, mas numerosos casos são oriundos da racionalidade médica. Um exemplo de problema sanitário decorrente da má prática médica são os óbitos associados à micro-organismos resistentes a antibióticos (Cassini et al., 2019). No século XX, entrou em cena um elemento que, embora presente desde o século XVIII com a medicina do Estado, veio adquirir uma importância vital para a prática médica: o risco. O risco é uma probabilidade, um cálculo da estimativa da ocorrência de determinado fenômeno, mas também é aproximação da incerteza da ocorrência do mesmo fenômeno. O risco é um tema importante no campo da saúde coletiva.

É justamente esse conceito de risco que constitui a racionalidade de uma vigilância epidemiológica, de uma vigilância da saúde que tem recebido importantes investimentos. Será em nome de uma política de vigilância da saúde que o espaço habitado sofrerá um processo de regionalização, em que os agravos à saúde dos corpos serão notificados e monitorados, alimentando sistemas de informação em saúde para subsidiar a tomada de decisões por parte dos profissionais de saúde. Observe que a política de saúde é uma estratégia de vigilância do estado de saúde que não se ocupará em observar somente aspectos negativos da doença, como suas taxas e suas causas, mas se ocupará igualmente em estabelecer metas, padrões a serem mensurados e monitorados. Estamos falando de um controle técnico-científico dos agravos.

1.4.2 A medicalização da sociedade

Justamente por conta de que a medicina funciona fora de seu campo tradicional, e vimos isso quando abordarmos a questão da medicina urbana, respondendo a demandas não elaboradas pelos doentes, é que assistimos a outro fenômeno: a medicalização. Atualmente, a maioria dos indivíduos não é contratada para trabalhar sem antes passar pelo olhar do médico. Trabalhadores são submetidos a uma série de exames de diagnósticos periodicamente sem que tenham solicitado (Brasil, 2012). Da mesma maneira que, se cometer alguma infração suficiente para ser levada a julgamento, uma pessoa deverá ser submetida a exames psiquiátricos para averiguar suas faculdades mentais (Oliveira et al., 2016). Eis alguns exemplos que demonstram que a medicina intervém mesmo sem ser apelada pelo paciente.

Encontraremos igualmente a medicina a inserir-se em outros domínios que não estão relacionados a doenças. É o caso da educação. Desde o começo do século XX, assistimos a um apelo das escolas à medicina para auxiliá-las na resolução de conflitos, de condutas no meio escolar. Isso também ocorre com relação à sexualidade. A medicina assumiu uma autoridade para além da existência das doenças, e isso estabeleceu uma sociedade regida por um saber normalizante, em que indivíduos são agregados em dois grandes grupos: sadios e anormais.

Importante!

Desde o século XVIII, a medicina vem se ocupando de aspectos que historicamente não lhe dizia respeito; a medicalização da sociedade constitui-se um novo paradigma no campo de atuação da medicina.

1.5 A medicina e o mercado

Foi por conta das exigências do capitalismo que a medicina se desenvolveu no Ocidente a partir do século XVIII. Para termos uma ideia, a contracepção e o controle da natalidade, durante e após a Segunda Guerra Mundial, coordenados pela medicina, tinham como objetivo a redução de gastos por parte do Estado (Carter, 2018). Até a metade do século XX, o que se pedia à medicina era que ela fornecesse ao Estado indivíduos sadios, fortes para a execução das atividades laborais que o sistema econômico exigia. Contudo, após esse período, a medicina e a economia se "irmanam" ainda mais, não pelo mesmo motivo, mas é que a medicina se tornou um aliado capaz de gerar riquezas, lucros. Vejamos, a seguir, alguns exemplos para que essa questão fique esclarecida.

Exemplo 1) Em 2003, segundo um relatório elaborado pelo *Health Committee* (Comitê de Saúde), do Parlamento Britânico, denominado de *Quarto Relatório da Sessão 2004-05* (*Fourth Report of Session 2004-05*), na Inglaterra, os gastos com medicamentos representou 12% do orçamento do sistema nacional de saúde inglês, sendo que, naquele ano, 650 milhões de itens receberam prescrição médica, uma média de 13,1 itens por cidadão britânico. Uma década antes, em 1993, o custo naquele país tinha sido 9,7% inferior (House Of Commons, 2005). Ou seja, o consumo de medicamentos aumentou grandemente no período, trazendo grandes lucros para a indústria farmacêutica. Entretanto, segundo o mesmo relatório do *Health Committee*, reações adversas ocasionadas por medicamentos foram responsáveis por quase 5% de todos os internamentos hospitalares no Reino Unido.

Exemplo 2) Em 2014, no Estado do Paraná, a obtenção de medicamentos por via judicial, fenômeno conhecido como *judicialização do acesso a medicamentos*, custou aos cofres públicos do Estado um valor de R$ 19.385.111,31 (dezenove milhões, trezentos e oitenta e cinco mil, cento e onze reais e trinta e um centavos) (Nisihara et al., 2017).

Interessante é a observação que Foucault faz ao problematizar essa relação entre medicina e mercado, medicina e economia:

> O corpo humano se introduziu duas vezes no mercado: a primeira através do assalariado, quando o homem vendeu sua força de trabalho, e a segunda por intermédio da saúde. O corpo humano, portanto, entra novamente em um mercado econômico enquanto suscetível às doenças e à saúde, ao bem-estar e ao mal-estar, à alegria ou ao sofrimento; na medida em que é sede de sensações, desejos etc. (Foucault, 2010, p. 188)

Os exemplos mencionados demonstram que o consumo na saúde não está associado necessariamente à elevação da qualidade de vida das pessoas. O gasto com internações hospitalares decorrente da exposição a opioides e o aumento da mortalidade pelo seu emprego, nos Estados Unidos, por exemplo, demonstram que o rendimento aumentado pelo consumo é contrabalançado pelos custos com os danos desse consumo (Scholl et al., 2019). Possivelmente o emprego de outras medidas terapêuticas é preferível ao consumo dessas tecnologias.

1.6 A saúde coletiva no Brasil

No Brasil, a saúde coletiva veio a se consolidar no final da década de 1980. Segundo Everardo Duarte Nunes, em artigo publicado em 1994, o aparecimento do campo da saúde coletiva no Brasil ocorreu em três momentos. Para ele, houve uma fase de pré-saúde coletiva, iniciada a partir da metade da década de 1950 e marcada por um projeto **preventivista**. A segunda fase, acolhendo as perspectivas de uma medicina preventiva, estruturou uma **medicina social**, que, a partir dos anos de 1980 até os dias atuais, desenvolveu uma estrutura conhecida como *saúde coletiva*, terceira fase (Nunes, 1994). É importante ter em mente que essas fases (ou projetos) encontram-se profundamente associadas às condições socioeconômicas e políticas desse período, bem como aos recursos humanos formados e às práticas de saúde adotadas, estreitamente relacionados aos aspectos epistemológicos.

Se olharmos atentamente para os problemas sanitários enfrentados pelo Ocidente e como o Estado Moderno organizou suas ações de promoção e prevenção da saúde em seus aspectos administrativo, econômico e político, compreenderemos como no Brasil essas ações interferiram no modo como a organização da assistência à saúde foi concebida.

As diferentes denominações dos espaços sociais em que se deu a formação de saberes e de práticas, alguns dos quais problematizamos anteriormente (medicina de Estado, medicina urbana, medicina assistencialista), são resultado de mudanças históricas ocasionadas por movimentos sociais. Mas o que tornou possível a construção da saúde coletiva no Brasil? Que elementos históricos colaboraram para seu surgimento? Eis duas questões que precisam de respostas.

Segundo Vieira-da-Silva (2015), os principais acontecimentos foram:

1. o financiamento do ensino da medicina por fundações americanas;
2. a criação da OPAS;
3. os auxílios da Financiadora de Estudos e Projetos (Finep);
4. as contradições da conjuntura política;
5. a situação do campo intelectual e do campo médico brasileiro nos anos 1960 e 1970.

Para responder às duas questões, precisamos abordar dois pontos: o **primeiro** está relacionado ao aporte financeiro que receberam as faculdades de medicina no Brasil no século XX, particularmente na primeira metade do século; o **segundo** elemento encontra-se associado à **conjuntura política nacional** na segunda metade do século XX.

1.6.1 O financiamento do ensino da medicina por fundações americanas

No início do século XX, médicos brasileiros já travavam da luta contra doenças infeciosas importantes. Nesse mesmo período, Estados do sul dos Estados Unidos experimentavam uma epidemia de ancilostomíase que comprometia toda a produção agrícola daquela região, situação que só foi contornada com apoio financeiro de US$ 1 milhão de John Rockefeller em 1909. Com esse recurso foi possível a criação da Comissão Sanitária Rockefeller para a erradicação da doença de ancilostomíase (Elman; Mcguire; Wittman, 2014). A Fundação Rockefeller deu suporte financeiro para que médicos brasileiros que lutavam no enfrentamento de doenças infecciosas importantes, como a malária e a febre amarela, fossem realizar pós-graduações fora do Brasil.

Preste atenção!

"No campo da higiene, entre 1889 e 1903, foram criados: o Instituto Vacinogênico, o Instituto Bacteriológico, o Laboratório de Análises Clínicas, o Serviço Sanitário, o Laboratório Farmacêutico e o Instituto Butantã, todos em São Paulo". (Dolci, 2015, p. 2)

A criação do Instituto de Higiene de São Paulo, que futuramente se converteria na Faculdade de Saúde Pública, e a captação de importantes recursos para a Universidade de São Paulo, foram todos eventos viabilizados pela parceria entre o Departamento Nacional de Saúde Pública e a Fundação Rockefeller (Correia, 2011). É importante mencionar que a Universidade de São Paulo se tornou um dos mais relevantes centros de formação de médicos para todo o Brasil. Mas outras faculdades de medicina, como a da Bahia e a do Rio de Janeiro, receberam apoio de organismos internacionais na década de 1950 (Vieira-da-Silva, 2015).

1.6.2 A conjuntura política nacional

A Reforma Sanitária brasileira iniciada a partir da década de 1960 e que culminou com o estabelecimento das Ações Integradas de Saúde (AIS), em 1986, com o Sistema Único e Descentralizado de Saúde (SUDS), em 1987, até o atual sistema de saúde, o Sistema Único de Saúde (SUS), em 1990, teve a participação atuante de diversos agentes, igualmente envolvidos no processo de democratização do país (Paim, 2009).

O crescimento econômico que o país experimentou até a primeira metade da década de 1970, durante o regime militar, não se traduziu em melhoria das condições de saúde e de vida da população em geral. Com a instalação da crise econômica, iniciada no final dos anos de 1970, conflitos sociais e mobilizações sociais se instalaram no país. Foi sob essa atmosfera política que se consolidaram os primeiros movimentos em busca das reformas no campo da saúde (Paiva; Teixeira, 2014).

Nesses movimentos que resultaram em reformas sanitárias, houve uma forte aproximação entre a medicina e as ciências sociais (Vieira-da-Silva, 2015). Os movimentos sociais ocorridos no campo sanitário promoveram uma ruptura dos modelos de organização dos serviços de saúde e de suas práticas. Tal ruptura foi uma característica da saúde coletiva no Brasil e foi viabilizada pelas parcerias entre o Ministério da Saúde, as Secretarias de Saúde dos Estados e Municípios, a OPAS e os departamentos de medicina preventiva das faculdades de medicina.

O espaço da saúde coletiva foi estabelecido dentro de um campo científico, dessa maneira, umas das marcas desse espaço é a articulação entre a produção teórica e a formulação de projetos transformadores nos serviços de saúde.

Para saber mais

NISE – O coração da Loucura. Direção: Roberto Berliner. Brasil: Imagem Filmes/TvZERO, 2016. 104 min.

No filme, a médica psiquiátrica Nise da Silveira experimentará diversos desafios ao buscar implantar novas abordagens para o diagnóstico e tratamento de pacientes portadores de doenças mentais. No hospital psiquiátrico em que trabalha, a maioria dos médicos está convencida da efetividade dos métodos oriundos da Europa, na década de 1940, como o eletrochoque, a lobotomia e a insulinoterapia. Na contramão, Nise propõe a arte como possibilidade de mudança da vida dos pacientes e da prática médica.

UM ATO de coragem. Direção: Nick Cassavetes. EUA: Playarte Pictures, 2002. 118 min.

Em uma das nações mais ricas do planeta, quem tem direito à saúde? O filme retrata o drama vivido por John Archibald quando seu único filho necessita urgentemente de um transplante cardíaco para se manter vivo. Entrar na fila do transplante é esperar demais, a única chance de sobrevivência é conseguir dinheiro para pagar o transplante ou realizar um ato que requer muita ousadia. O drama lançado em 2002 problematiza a capitalização da assistência à saúde nos Estados Unidos, a relação entre medicina e mercado.

MENDES, E. V. (Org.). **Distrito Sanitário**: o processo social de mudança das práticas sanitárias do Sistema Único de Saúde. 3. ed. São Paulo: Hucitec; Rio de Janeiro: Abrasco, 1995.

Uma obra que reúne registros do processo de implantação de Distritos Sanitários que começaram a aparecer no Brasil a partir de 1987. Trata-se de uma coletânea de diversos trabalhos, coordenada pelo sanitarista Eugênio Vilaça, que retratam a busca por modelos de intervenção sobre a realidade local, por meio das mudanças das práticas sanitárias desencadeadas pelos movimentos sociais que culminaram na consolidação da saúde coletiva no Brasil.

Síntese

A saúde coletiva é um campo interdisciplinar e diz respeito a um espaço constituído, a partir da década de 1970, por diversos estudos que investigaram os fatores sociais, políticos e econômicos no estabelecimento da medicina social no Brasil. Na busca da compreensão dos fatores históricos que levaram ao seu aparecimento, é importante uma análise dos registros históricos das intervenções voltadas para o enfrentamento das doenças, desde o século XVIII até os dias atuais.

O advento do capitalismo foi fundamental para o estabelecimento de uma medicina coletiva, de modo que é possível a afirmação de que a saúde coletiva integra as estratégias de governo da vida humana em sociedade. Demonstração disso é que, no Brasil, o que tornou possível a construção da saúde coletiva foi a consolidação de um ensino médico financiado por fundações americanas.

Com a Revolução Industrial e com a Segunda Guerra Mundial, estabeleceu-se nas grandes nações ocidentais um modelo de medicina assistencial, administrativo e privado que reconhece a saúde como direito dos indivíduos. E foi justamente pelo fato de que a saúde se tornou um direito é que o século XX assistiu a uma série de reivindicações dos trabalhadores em diversos países no Ocidente. No Brasil, intelectuais oriundos dos campos da saúde das ciências humanas tiveram papel fundamental no fortalecimento da Reforma Sanitária, sobretudo na elaboração de propostas que subsidiaram a implantação do SUS.

A saúde entrou na agenda econômica e política das nações desde a segunda metade do século XX e, desde então, tornou-se imprescindível o estabelecimento de um sistema de financiamento para a garantia da saúde dos indivíduos. Justamente porque a medicina funciona fora de seu campo tradicional é que assistimos a outro fenômeno, que é o da medicalização infinita da sociedade. O mercado direcionando a conduta médica justificará, por parte da sociedade, diversas indagações, sobretudo relacionadas aos critérios de cientificidade e de efetividade de suas práticas.

A saúde coletiva como espaço interdisciplinar está em construção, assim, ainda inacabado, espera a colaboração de todos os interessados em seu desenvolvimento e aperfeiçoamento.

Questões para revisão

1. O que é saúde, segundo a OMS?
   a) Uma condição fisiológica isenta de alterações que levam ao adoecimento.
   b) Um estado de completo bem-estar físico, mental e social, e não apenas a ausência de doença.
   c) Uma condição impossível de se alcançar, pois a doença é algo inevitável.
   d) Um estado de completo bem-estar físico e mental, reservado aos seres humanos dotados de recursos financeiros suficientes para consumir insumos e serviços de saúde.

2. Em que etapas ocorreu o estabelecimento da saúde coletiva no Brasil?

3. Que elementos históricos colaboraram para o surgimento da saúde coletiva no Brasil?

4. Segundo o relatório de Sr. William Beveridge (Berridge, 2000), para a reconstrução da Inglaterra após a Segunda Guerra Mundial, seria preciso:
   a) combater a doença, a miséria, a ociosidade e a ignorância.
   b) implantar um controle nacional da natalidade.
   c) regulamentar o fluxo de imigração e aumentar a taxação dos produtos.
   d) investir em um sistema de saúde privado.

5. Indique se as seguintes considerações sobre a história da medicina social são falsas (F) ou verdadeiras (V):
   ( ) Uma medicina que se ocuparia do coletivo apareceu na Europa no final do século XVIII.
   ( ) Foi o socialismo que socializou o corpo como o objeto de produção, como força de trabalho.
   ( ) Com a medicina do Estado, curar tornou-se uma proposta política.
   ( ) O cuidado com o ar, com a água, com o lixo e com o destino dos corpos dos defuntos é próprio da medicina urbana.

   Agora, assinale a alternativa que corresponde à sequência obtida:

   a) F, F, V, V.
   b) V, F, V, V.
   c) F, V, F, V.
   d) F, F, F, V.

Questão para reflexão

1. Qual a importância da saúde de uma população para o Estado e para o mercado?

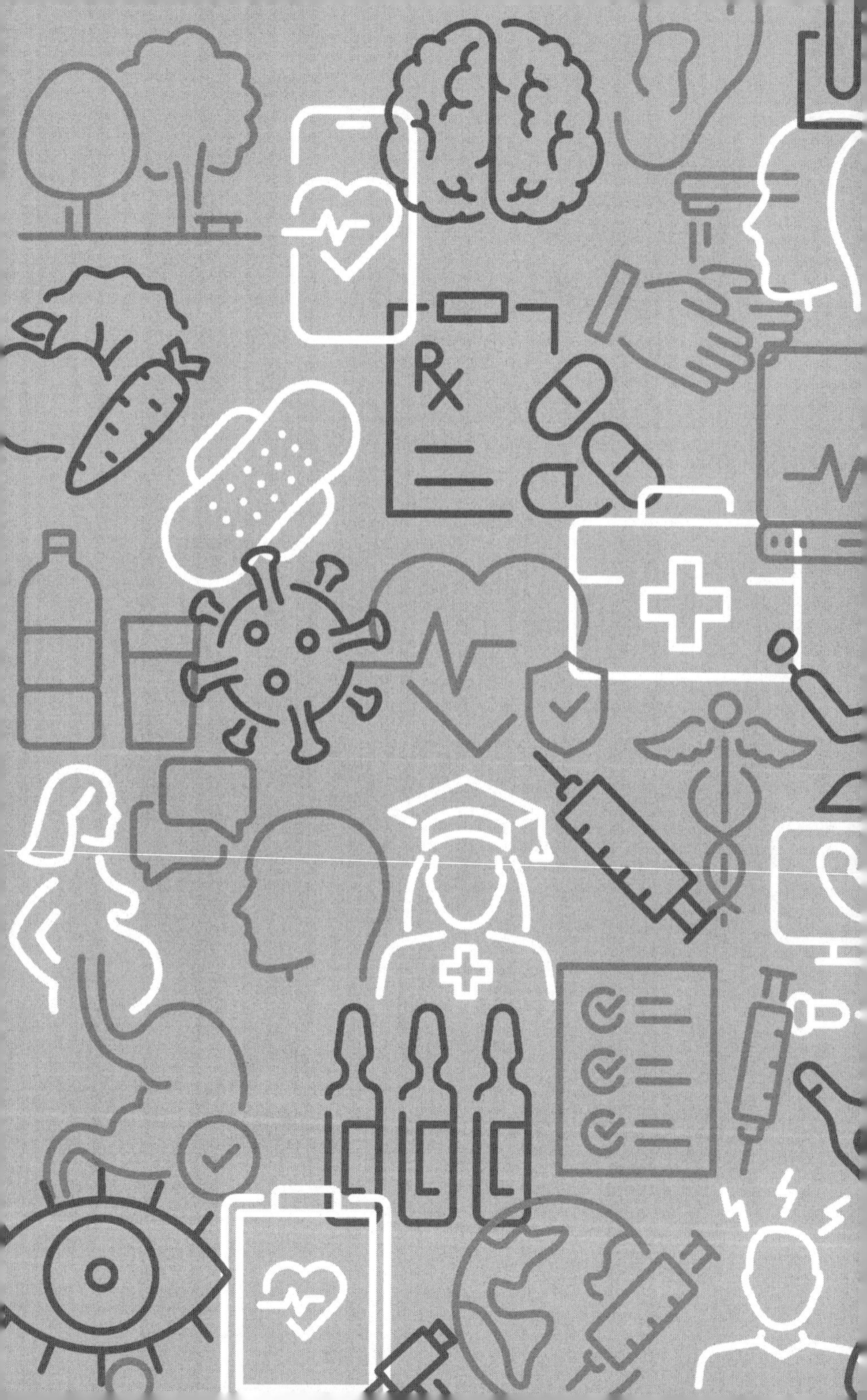
Rx

Capítulo 2

Atenção Primária à Saúde: de Alma-Ata à Astana, caminhos e desafios

Neste capítulo, veremos os conceitos de saúde, discutiremos sobre os antecedentes históricos do Sistema Único de Saúde (SUS), assim como os fundamentos das Redes de Atenção à Saúde (RASs). Teremos a oportunidade de constatar a importância da Declaração de Alma-Ata, de conhecer os pressupostos da Atenção Primária à Saúde (APS), assim como os encaminhamentos da Conferência em Astana, e de refletir sobre os avanços na APS e seus desafios.

A leitura deste capítulo possibilitará a compreensão do que vem a ser saúde, tal como hoje é conceituada. Você será capaz de compreender o que tornou possível que a saúde se convertesse em um direito a ser assegurado a todos os indivíduos, bem como será capaz de identificar as principais recomendações elaboradas nas principais conferências internacionais, em saúde. Após a leitura deste capítulo, você também saberá o que tornou possível a criação e o estabelecimento do SUS, no Brasil, conhecerá os mais importantes avanços na APS e identificará os mais importantes desafios para a ampliação da APS.

2.1 Conceitos de saúde

Antes de ingressar na discussão e problematização da Atenção Primária à Saúde, é oportuno que compreendamos as perspectivas contemporâneas sobre o que seja **saúde**. Sem essa compreensão é muito difícil entendermos o modo como a Atenção Primária à Saúde encontra-se organizada em nosso país.

A definição mais direta sobre o que seja saúde é simplesmente o fato de a pessoa não estar doente, o estar se sentindo bem. Essa definição retrata que o conceito tem uma conotação subjetiva, ou seja, ele é resultado de uma percepção individual, particular. Quando vamos a uma consulta médica, em geral o profissional de saúde nos pergunta: "O que você tem?" ou "O que você está sentindo?" Observe que nessas perguntas aparece a ideia de doença como **algo a mais, um excesso.** Para o filósofo alemão Gadamer (2006, p. 134): "O paciente é perguntado sobre o que lhe falta, ou, também, onde lhe falta alguma coisa. Isso quer dizer que algo faltante deve ser detectado. Toda a grande aparelhagem do diagnóstico médico compõe-se hoje em tratar de encontrar algo faltante".

É justamente porque falta um ou diversos elementos ou itens para sua existência que o indivíduo adoece. Adoecemos quando nos falta água potável, alimentos saudáveis, habitação adequada, recursos financeiros para suprirmos nossas necessidades de locomoção, de vestuário e de lazer, apoio emocional etc. Dessa maneira, a medicina não pode ser o único campo de saber responsabilizado pela prevenção e promoção da saúde dos indivíduos.

Mas a concepção de saúde como algo dinâmico e complexo não é a única existente e tampouco é a que mais interfere nas decisões dos gestores de saúde. A saúde no dia a dia é concebida como um fenômeno positivo em contraste com sua negação: a doença. Saúde e doença são, para muitos, estados antagônicos. Os profissionais da saúde são percebidos pela população em geral como um exército de combate à doença. Dessa maneira, a doença é a presença de algo ruim, ameaçador, perigoso para a vida, incapacitante.

Em oposição à doença, encontramos a ausência do perigo, daquilo que gera ameaça, temos a presença da disponibilidade, da funcionalidade. A perspectiva na qual a saúde refere-se a um estado fisiopatológico é ainda predominante em nossa sociedade brasileira e recebe apoio do campo científico das ciências biológicas. Uma medicina tecnicista que pensa no corpo como uma máquina a ser preservada e reparada continuamente ganha respaldo em um mercado que privilegia a disponibilidade de um corpo para a produção e consumo (Jenkins, 2007).

Vejamos, pois, as principais percepções de saúde em nossa sociedade.

2.1.1 Saúde como ausência de doença

O conceito de saúde como ausência de doença é apoiado predominantemente pelos pressupostos das ciências biológicas. Encontramos, nesse conceito, a doença como um fenômeno patológico e o privilégio do conhecimento dos elementos orgânicos, físico-químicos e anatômicos para a compreensão das causas da doença e dos modos de enfrentá-la. Aqui, há práticas que enaltecem o papel do doente na normalização de seu estado clínico, que compreende a adesão aos tratamentos prescritos, a mudança de hábitos, a realização periódica de exames, o monitoramento de suas funções metabólicas (Nieuwlaat et al., 2014; Swiatóniowska-Lonc et al., 2021).

Esse conceito é que fundamenta a organização de serviços de apoio aos diagnósticos, a aquisição de profissionais especializados, a confecção de diretrizes para profissionais de saúde e para grupos de pacientes, a aquisição de insumos farmacêuticos, por exemplo. A qualidade de vida do paciente e da população assistida está associada à disponibilidade desses serviços e recursos. A saúde é um estado de normalidade, condição essencial para o desempenho das tarefas sociais que foram interrompidas pelo adoecimento (Amzat; Razum, 2014a; Catita; Águas; Morgado, 2020).

2.1.2 Saúde como um estado de equilíbrio

A concepção de que a saúde é uma condição de equilíbrio entre os elementos que constituem o corpo humano está presente em diferentes culturas que concebem a saúde como o resultado de uma harmonia entre forças vitais, e o papel das terapêuticas é o de restabelecer tal harmonia. A partir dessa concepção, temos acupuntura, aromaterapia, apiterapia, biodança e cromoterapia como exemplos de práticas que objetivam restaurar o fluxo das energias do corpo doente e de sua relação com o meio em que ele vive (Tabish, 2008; Whalen; Yao; Leder, 2018).

Aqui também há a ideia da doença como excesso ou falta. O que se busca é corrigir os excessos e suprimir as carências. Quando, por exemplo, se diz que o indivíduo está com hiperglicemia, ou seja, um nível elevado de açúcar na corrente sanguínea, adota-se um modelo de explicação da enfermidade cujo tratamento não consiste simplesmente na mudança dos hábitos alimentares do indivíduo para redução do teor glicêmico, mas na adoção de estratégias que objetivam diagnosticar e corrigir o desequilíbrio que deu origem à hiperglicemia.

2.1.3 Saúde como normalidade

O conceito de saúde como normalidade exerce grande influência nas práticas de promoção e prevenção da saúde. Vejamos os principais motivos. A doença é, nesse conceito, a incapacidade do corpo em realizar suas funções básicas, tais como: locomoção, repouso, raciocínio, respiração e digestão. Aqui a alteração da funcionalidade orgânica do corpo é concebida como adoecimento. Essas alterações são denominadas *anormalidades*, ou seja, um corpo não funcional, que não funciona, é um corpo **anormal**.

O papel da medicina é o de restabelecer o estado normal do corpo humano. Essa concepção centra-se no corpo individual, em que cada caso de anormalidade entra numa contabilidade médica, numa estatística médica. Nesse caso, cada doença recebe um código, uma classificação (Research..., 1959; Correia; Stoyanov; Rocha Neto, 2022).

Para o restabelecimento do estado normal, são adotadas diferentes estratégias que concebem o corpo, pura e simplesmente, em seu estado anatômico e fisiológico. Por exemplo, se o indivíduo é diagnosticado com osteoporose, serão adotadas intervenções que tratem de restabelecer as funções osteomusculares do doente, seja pelo emprego de medicamentos, seja por intervenções invasivas ou qualquer outra intervenção suficiente para que a capacidade locomotiva do paciente seja restabelecida. Trata-se de um modelo que nutre o ciclo de investimentos econômicos no campo da saúde. É bastante atrativo para os setores que lucram com a doença.

Um filósofo francês que muito colaborou para uma crítica aos modelos de assistência à saúde apoiados na concepção de saúde como normalidade foi George Canguilhem. Ele escreveu uma obra denominada *O normal e o patológico* (Canguilhem, 1995).

2.2 O Sistema Único de Saúde (SUS): antecedentes históricos

Para compreendermos como se encontra organizado o SUS, criado em 1990, precisamos nos reportar a 1920, precisamente na Inglaterra. Talvez você possa ter se indagado: "Qual a relação entre os dois países?". Existe um documento, o Report on the Future Provision of Medical and Allied Services, mais conhecido como Report Dawson ou Informe Dawson (England, 1920), que vai nos auxiliar na compreensão do que tornou possível o aparecimento do SUS no Brasil (Brasil, 1990b, 2016).

Após a Primeira Guerra Mundial, em 1918, a Inglaterra estabeleceu o Ministério da Reconstrução e, por consequência deste, criou, em 1919, o Ministério da Saúde. Uma das primeiras atividades do Ministério da Saúde britânico foi o estabelecimento de um conselho de consultores para serviços médicos e áreas afins. Pois bem, esse conselho publicou, em 1920, um relatório, o Informe Dawson, sobre como deveriam funcionar esses serviços (OPS, 1964).

Ao ler atentamente o Informe Dawson, verificamos preposições que serviram de base para a organização dos serviços de saúde que encontramos no Brasil: centros de atenção primária, secundária e hospitalar; serviços ofertados em domicílios, constituídos em função das necessidades locais, reunindo esforços sob uma mesma administração. Segundo o documento: "Um centro de saúde é uma instituição em que se concentram diversos serviços médicos, tanto preventivos como curativos, formando uma organização [...] podem ser primários ou secundários: o primeiro oferece um serviço mais simples e o último mais especializado" (OPS, 1964, p. 10, tradução nossa).

Em 5 de julho de 1948, muitas daquelas propostas foram colocadas em prática na Inglaterra, com a criação do Serviço Nacional de Saúde (National Health Service). Na Inglaterra, o cuidado com os doentes, desde o século XVI, deixou de ser uma tarefa dos religiosos e passou a ser uma atribuição das esferas civis (Greengross; Grant; Colini, 1999). Até o começo do século XIX, um sistema de auxílio espontâneo foi a principal fonte de apoio aos mais vulneráveis naquele país. Embora, com o avanço dos conhecimentos anatômicos e fisiopatológicos na elucidação dos processos de adoecimento e de cura, tenham sido organizados serviços a serem ofertados por diversos órgãos, como os hospitais[1], os serviços médicos, até o começo do século XIX, eram organizados por autoridades municipais e ali se encontravam médicos que atendiam em domicílios (Gorsky; Lock; Hogarth, 2014).

Foi durante a Primeira Guerra Mundial que o governo britânico, diante da expectativa de numerosas vítimas, antecipou-se estabelecendo um Serviço Médico de Emergência. Isso ocorreu em 1938. Mas, após a Segunda Guerra Mundial, pela primeira vez, o governo assumiu a responsabilidade por um serviço de saúde que contemplasse a prevenção e o tratamento da saúde de toda a população (Greengross; Grant; Colini, 1999).

E o que têm em comum o SUS, brasileiro, e o Serviço Nacional de Saúde (NHS), britânico? A princípio, a universalidade e a gratuidade. Mas é importante que se diga que, desde o início de suas atividades, em 1948, por conta das mudanças econômicas, sociais e políticas ocorridas em todo o cenário internacional, o NHS sofreu grandes reformas (Tanaka; Oliveira, 2007; Filippon et al., 2016). Atualmente, o NHS oferece gratuitamente, a todos os cidadãos ingleses, uma medicina preventiva, atenção primária e cuidados hospitalares.

No caso do nosso sistema de saúde, o SUS também atravessou importantes mudanças. Mas, antes que dissertemos sobre essa questão, apresentamos a seguir os principais fatores que auxiliaram na consolidação e definição do modo como se encontra estruturado o nosso sistema de saúde:

---

1 Lembre-se que o cólera e a peste são exemplos de doenças infecciosas que foram capazes de sensibilizar autoridades para a criação de instituições hospitalares.

Quadro 2.1 – Fatores que auxiliaram na consolidação do SUS

Ano	Fator
1941	1ª Conferência Nacional de Saúde
1953	Criação do Ministério da Saúde
1963	A 3ª Conferência Nacional de Saúde (aqui foi lançada a proposta de descentralização da assistência à saúde)
1977	Criação do Instituto Nacional de Assistência Médica da Previdência Social (Inamps) pela Lei n. 6.439, de 1 setembro de 1977 (Brasil, 1977)
1986	A 8ª Conferência Nacional de Saúde (nela, foram debatidos três temas fundamentais: 1) A saúde como dever do Estado e direito do cidadão; 2) A reformulação do sistema nacional de saúde; 3) O financiamento setorial)
1988	A Constituição Federal de 1988 (Brasil, 2016) define: "Saúde é direito e dever do Estado"
1990	Regulamentação do SUS
1990	Lei Orgânica da Saúde, a Lei n. 8.080, de 19 de setembro de 1990 (Brasil, 1990b), que regulamenta a organização dos serviços de saúde
1990	Lei n. 8.142, de 28 de dezembro de 1990 (Brasil, 1990c), que regulamenta a participação da sociedade e as transferências intergovernamentais de recursos financeiros para o SUS
1991	Estruturação do Programa de Agentes Comunitários de Saúde
1993	Descentralização e municipalização dos serviços de saúde e a extinção do Instituto Nacional de Assistência Médica da Previdência Social (Inamps)
1994	Criação do Programa da Saúde da Família (PSF), como estratégia de reorientação dos serviços básicos à saúde
1996	Redefinição do modelo de gestão do SUS (participação da União, estados, municípios e Distrito Federal)
1997	Criação do Piso de Atenção Básica (PAB) – repasse de recursos ao gestor municipal, por pessoa, para o atendimento à saúde
2000	Emenda Constitucional n. 29, de 13 de setembro de 2000 (Brasil, 2000a), que assegura os recursos mínimos para o financiamento das ações e serviços públicos de saúde
2001	Regulamentação da Lei n. 8.080/1990, que dispõe sobre a Organização do Sistema Único de Saúde (SUS)

(continua)

(Quadro 2.1 – conclusão)

Ano	Fator
2002	Publicação da Norma Operacional de Assistência à Saúde (NOAS 01/2002), que define a regionalização e a assistência à saúde (Brasil, 2002)
2005	Publicação do Plano Nacional de Saúde
2008	Regulamentação da Emenda Constitucional n. 29/2000, que trata do financiamento das ações e serviços públicos de saúde

Inegavelmente, as mudanças ocorridas no cenário britânico influenciaram a organização dos sistemas de saúde de muitos países. Uma das características do SUS, desde a sua criação em 1990, é a descentralização da assistência que se encontra profundamente relacionada à disponibilidade de recursos financeiros. Todavia, a perspectiva neoliberal de administração de instituições públicas, presente desde o final do século XX, vem colidindo com os princípios que conduziram a Reforma Sanitária: universalidade, igualdade, integralidade e equidade.

Foi a partir do Informe Dawson (England, 1920), mencionado anteriormente, que se organizaram, em muitos países, inclusive no Brasil, as Redes de Atenção à Saúde (RASs) (Brasil, 2010; 2011). Os pontos fundamentais das RASs são: uma integração entre uma medicina preventiva e curativa; a presença de um médico generalista; a Atenção Primária à Saúde (APS) como porta de entrada para o sistema; o estabelecimento de ambulatórios especializados para o que se denomina *atenção secundária à saúde*; e a delegação de uma atenção terciária aos hospitais (OPS, 1964).

2.2.1 As Redes de Atenção à Saúde: fundamentos

Em 23 de março de 2000, a Word Health Organization (WHO), cuja tradução é Organização Mundial da Saúde (OMS), publicou um relatório intitulado *Health systems: improving performance*

(Sistemas de saúde: melhorando o desempenho), o primeiro relatório depois da Declaração de Alma-Ata, a qual discutiremos mais adiante. No relatório, a diretora-geral da OMS, a médica norueguesa Dra. Gro Harlem Brundtland, logo de início, faz três perguntas importantes: "O que contribui para um bom sistema de saúde? O que torna um sistema de saúde justo? E como sabemos se um sistema de saúde está funcionando tão bem quanto ele poderia?" (WHO, 2000, p. vii, tradução nossa).

Veja que, nas perguntas, há três importantes características: a justiça, a eficácia e a efetividade. Pois bem, o desafio para os gestores de saúde é como organizar de tal maneira um sistema de saúde que essas características, uma vez mensuradas, sejam bem avaliadas. O que ocorre é que o primeiro objetivo de um sistema de saúde, de melhorar e proteger o estado de saúde das pessoas, encontra-se relacionado a outros objetivos, tais como o da redução da desigualdade.

Segundo a WHO, um sistema de saúde tem quatro principais funções, que são: 1) **prestação de serviços**; 2) **gerenciamento de recursos humanos e físicos** que possibilitam a prestação de serviços; 3) **captação e promoção do aumento de recursos** para custear os cuidados de saúde; 4) **estabelecimento e execução das diretrizes** para a funcionalidade de todas as ações (WHO, 2000).

O relatório dá ênfase aos seguintes aspectos: 1) a vida das pessoas, desde a infância até a velhice, é afetada pelos sistemas de saúde; assim, o desenvolvimento de uma sociedade saudável depende do sistema de saúde; 2) é preciso reconhecer os múltiplos papéis dos usuários do sistema de saúde, além de consumidores, eles são também prestadores, contribuintes financeiros, trabalhadores e cidadãos envolvidos em sua administração.

Mas, afinal, o que é um sistema de saúde? Segundo a OMS (WHO, 2000), a resposta é complexa, pois trata-se de um espaço que reúne todas as atividades que tenham como principal objetivo a promoção, restauração ou manutenção da saúde das pessoas e da sociedade. No Brasil, temos a Lei Orgânica da Saúde, a Lei 8.080/1990 (Brasil, 1990b), que dispõe sobre as condições para a promoção, proteção e recuperação da saúde, bem como sobre a organização e o funcionamento dos serviços correspondentes. É importante não esquecermos que pertencem ao sistema de saúde não só a prestação de serviços por profissionais de saúde, mas também o exercício de ações de curandeiros ou rezadeiras. Pertencem igualmente ao sistema a visita domiciliar para a dispensação de cuidados, as ações de vigilância sanitária e ambiental, as ações de educação em saúde. Enfim, o sistema de saúde contempla todas as ações destinadas a melhorar o estado de saúde de uma sociedade, direta ou indiretamente.

A maneira como as RASs estão organizadas é que definirá o grau de efetividade das ações do sistema de saúde. As RASs são apoios importantes; elas são compostas por profissionais, equipamentos e insumos, que precisam estar bem distribuídos a partir de uma racionalidade técnica e administrativa (Mendes, 2009). De acordo com Mendes (2009), devem ser considerados os seguintes fundamentos: economia de escala, disponibilidade de recursos, qualidade e acesso; integração horizontal e vertical; processos de substituição; territórios sanitários; níveis de atenção.

2.2.2 A Declaração de Alma-Ata

Sem a publicação da Declaração de Alma-Ata, no ano de 1978, a Atenção Primária à Saúde (APS) não teria se constituído como núcleo de um sistema de saúde. Nessa declaração estão as principais ideias que sustentam o aprimoramento dos atuais sistemas de saúde.

Para compreendermos a relevância da APS como um dos importantes pontos da organização do SUS, é fundamental conhecermos a importância da Conferência Internacional sobre Cuidados Primários de Saúde, ocorrida entre os dias 6 e 12 de setembro de 1978, em Alma-Ata, na República do Cazaquistão (WHO, 1978). Observe que ela ocorreu 12 anos antes da regulamentação do SUS.

Pois bem, olhemos para a conferência. Essa conferência, segundo o documento, expressa a necessidade de uma ação urgente de todos os governos, de todos os profissionais de saúde e da comunidade mundial de se engajarem na proteção e na promoção da saúde de todos os povos do mundo (WHO, 1978). E essa declaração é constituída por dez afirmações, por dez exortações, para sermos mais claros, por dez questões que foram fundamentais para a consolidação da APS no mundo.

Nosso objetivo não é apresentar, **literalmente**, as dez questões ou tópicos. Você pode e deve consultar esse documento para aprofundar sua leitura. Entretanto, cremos que seja essencial mencionar aquilo que, dentro de cada tópico da declaração, consideremos fundamental. É importante ainda mencionarmos que já faz 45 anos de sua publicação. Então, 45 anos atrás, 134 membros dos representantes dos países-membros da OMS assinaram uma declaração que tornou a APS a política de saúde oficial de todos aqueles países. Vejamos, a seguir, as dez afirmações (WHO, 1978):

- A **primeira** questão ou afirmação é a de que a saúde é um direito humano fundamental e que o alcance de um estado de saúde elevado requer a ação de muitos outros setores sociais e econômicos, além do setor de saúde. Observe que a saúde é reafirmada como uma condição que sofre interferência dos aspectos econômicos e sociais e que, portanto, tais aspectos deverão ser considerados no planejamento e na execução de ações voltadas para a saúde.

- A **segunda** questão é a inaceitabilidade da desigualdade existente entre as condições de saúde das pessoas, quando comparada essa realidade entre as nações.
- A **terceira** observação é a de que, sem a promoção e proteção da saúde, não haverá um desenvolvimento econômico e social sustentável, ou seja, é preciso que as nações se empenhem em um desenvolvimento social e econômico mundial que reduza as desigualdades. Veja que aqui se fala em uma nova ordem econômica internacional.
- A **quarta** afirmação é considerada, por nós, uma das mais importantes, que é a de que "o povo tem o direito e o dever de participar individualmente e coletivamente no planejamento e implementação de seus cuidados de saúde" (WHO, 1978, p. 2, tradução nossa). Fizemos questão de apresentá-la na íntegra. Veja que essa afirmação servirá como forte argumento para a inserção do indivíduo e da família como membro importante nas tomadas de decisões em saúde na Estratégia Saúde da Família (ESF), que discutiremos no Capítulo 5 deste livro.
- A **quinta** questão refere-se a um convite dirigido a todos os países-membros em colocar como meta, para o ano 2000, o alcance de uma "Saúde para Todos", ou seja, que até aquele ano, o de 2000, fossem elevados os níveis de saúde das pessoas, considerando que a APS é a estratégia para o alcance desse propósito. Na realidade, a decisão de que a principal meta social dos Estados-membros deveria ser a da promoção de uma "Saúde para Todos no ano 2000" foi uma decisão acertada em 1977, um ano anterior, na 30ª reunião anual da Assembleia Mundial de Saúde.

- A **sexta** observação é, na verdade, a apresentação das características dos cuidados de saúde em atenção primária. Segundo a declaração, trata-se de cuidados "baseados em métodos e tecnologias práticas, cientificamente sólidas e socialmente aceitáveis, tornados universalmente acessíveis a indivíduos e famílias na comunidade por meio da sua plena participação e a um custo que a comunidade e o país possam manter em todas as fases da vida" (WHO, 1978, p. 3, tradução nossa). Nessa sexta observação é dito de modo claro que a APS "é o primeiro nível de contato dos indivíduos, da família e da comunidade com o sistema nacional de saúde" (WHO, 1978, p. 4, tradução nossa), ou seja, a APS constitui o primeiro elemento de um processo contínuo de atenção à saúde.
- A **sétima** seção da declaração é a mais extensa; ela traz sete aspectos da APS, que são: 1) a APS deve fazer emprego dos resultados das pesquisas social, biomédica em serviços de saúde e fazer uso das experiências da saúde pública; 2) a APS deve abordar os principais problemas de saúde da comunidade; 3) na APS devem estar presentes, pelo menos, educação em saúde, promoção de alimentação adequada, fornecimento de água potável e saneamento básico, promoção da saúde materno-infantil, incluindo planejamento familiar, imunização, prevenção e controle de endemias, tratamento das doenças mais prevalentes e fornecimento de medicamentos essenciais; 4) para a promoção da APS, diversos setores da sociedade precisam estar envolvidos, são eles: agricultura, pecuária, alimentação, indústria, educação, habitação, obras públicas, comunicações e demais setores, exigindo de todos um esforço coordenado; 5) a APS requer a participação dos indivíduos e da comunidade nas etapas de planejamento, organização, operação e monitoramento dos cuidados

primários de saúde, empregando, para isso, o máximo dos recursos locais e nacionais, bem como existindo educação apropriada da comunidade para sua efetiva participação; 6) os cuidados primários de saúde devem ser apoiados por sistemas de referenciamento integrados e funcionais, de modo que seja possível a promoção do cuidado integral de todos, e que seja concedida prioridade aos mais necessitados; 7) localmente e em todos os níveis, para a APS devem ser disponibilizadas equipes de profissionais de saúde, incluindo médicos, enfermeiras, parteiras, técnicos auxiliares e agentes comunitários, bem como praticantes tradicionais, conforme a necessidade, devendo tais indivíduos ser treinados adequadamente, sob os aspectos técnicos e socioculturais, de modo a responderem às necessidades da comunidade.

- Na **oitava** questão, há um aspecto nuclear para a constituição e para o financiamento dos serviços de saúde. Vamos apresentar na íntegra como está no documento:

  > Todos os governos devem formular políticas, estratégias e planos de ação para implantarem e manterem a atenção primária à saúde como parte de um sistema de saúde nacional abrangente e em coordenação com outros setores. Para tal, será necessária uma vontade política, uma mobilização de recursos do país e o emprego racional de recursos externos disponíveis. (WHO, 1978, p. 5, tradução nossa).

- Na penúltima e **nona** afirmação, há um convite em formato de exortação. Trata-se de um apelo para que todos os países cooperem, em uma postura de parceria, para que sejam garantidos a todas as pessoas os cuidados primários de saúde, uma vez que a promoção e a obtenção da saúde de um indivíduo em qualquer nação em que ele se encontre promovem o benefício a todos os outros indivíduos de todo o mundo.

- A última e **décima** questão trata-se de uma exortação. Uma exortação ao melhor emprego dos recursos. Uma exortação ao desarmamento e à promoção da paz, já que os recursos destinados aos conflitos militares seriam mais bem empregados na aceleração do desenvolvimento social e econômico dos povos. Somente com o uso adequado dos recursos, a APS, parte essencial do desenvolvimento de um povo, poderá ser ampliada.

Importante!

Resumindo, o que podemos dizer é que essa conferência fez aparecer a saúde como um direito a ser promovido e obtido a partir da participação comunitária. A Declaração de Alma-Ata em 1978 ampliou a percepção de que a saúde deve ser compreendida para além do campo médico, hospitalocêntrico, e de que ela se encontra na dependência de determinantes sociais e econômicos.

Nos anos subsequentes à Declaração de Alma-Ata, a implementação de uma política de atenção primária enfrentou diversos desafios em várias nações. Em todo o caso, após 45 anos, as nações têm colhido frutos e produzido evidências sobre o que fracassou e o que foi exitoso. Para Susan Rifkin (2018), é preciso compreender a APS como um processo, e não como um projeto, dessa maneira, os que dela se aproximam devem considerar o contexto, a cultura, a política, a economia e as preocupações sociais e, portanto, tal reconhecimento é complexo, pois complexo é o processo.

Mas, na República do Cazaquistão, 40 anos depois da Conferência Internacional sobre Cuidados Primários de Saúde ocorrida em setembro de 1978, em Alma-Ata, outra conferência importante ocorreu: a Conferência Global sobre Atenção Primária à Saúde, só que dessa vez em Astana, nos dias 25 e 26 de outubro de 2018 (WHO, 2018).

2.2.3 A Atenção Primária à Saúde

O consenso obtido em Alma-Ata foi confirmado na 31ª Assembleia Mundial de Saúde, em maio de 1979. A APS foi conceituada pela OMS em 1978. Vejamos a definição:

> A Conferência considerou a atenção primária à saúde como sendo uma atenção essencial à saúde, baseada em métodos e tecnologias práticas, cientificamente sólidas e socialmente aceitáveis, acessíveis universalmente a indivíduos e famílias na comunidade, por meio de sua plena participação e a um custo que a comunidade e o país possam arcar em cada estágio de seu desenvolvimento, com autoconfiança e autodeterminação. É parte integrante do sistema de saúde do país, do qual é a função central, sendo o foco principal o desenvolvimento social e econômico global da comunidade. É o primeiro nível de contato dos indivíduos, da família e da comunidade com o sistema de nacional de saúde, levando a atenção à saúde o mais próximo possível do local onde as pessoas vivem e trabalham, constituindo assim o primeiro elemento de um processo continuado de atenção à saúde. (WHO, 1978, p. 16, tradução nossa)

Observe que no conceito há uma ênfase sobre a proximidade com os indivíduos, com a família e com a comunidade. Ora, em países em que os sistemas de saúde privilegiam as tecnologias e a especialização, em que há um privilégio às hospitalizações e aos atendimentos ambulatoriais especializados, essa "proximidade" soa estranho. Além do mais, no conceito da OMS, podemos contemplar uma abordagem centrada nas necessidades. O que verificamos na Declaração de Alma-Ata é que se tratou de um convite em forma de exortação para que os serviços de saúde convencionais se integrassem aos serviços sociais e para que a comunidade, por meio de seus membros, atuasse como agente de mudança.

Na conferência convocada pela OMS em Alma-Ata, em 1978, foram empregados diversos termos para descrever o que é a atenção primária; entre esses termos, podemos destacar: *essencial, prático, cientificamente comprovado, socialmente aceitável, universalmente aceitável, custo acessível, foco principal do desenvolvimento social e econômico geral, primeiro contato com sistema de saúde, primeiro nível de um processo contínuo de assistência à saúde*. Pois bem, um planejamento sério das ações a serem desenvolvidas na atenção primária requer uma conceituação que seja fácil e uniformemente compreendida.

A medicalização da sociedade sob um imperativo do consumo tecnológico é um fenômeno dominante desde o século XX, e até os dias atuais tem sido responsável pelo privilégio da ultraespecialização. É verdade que isso é mais evidente em alguns países do que em outros. Diferentemente da atenção especializada, que é menos acessível para as pessoas com menos recursos, a atenção primária envolve o cuidado de pacientes que, em geral, têm diagnóstico de muitas enfermidades e são desprovidos de recursos. A atenção primária dos serviços de saúde tem dois grandes objetivos. O primeiro é o de promover um elevado estado de saúde da população, e o segundo é o de reduzir ao máximo as desigualdades entre os subgrupos populacionais (WHO, 1996).

Starfield (1994) realizou uma análise comparativa entre 11 países industrializados, ocidentais, e constatou que, naqueles em que a atenção primária recebe maior suporte governamental, observa-se um melhor nível de saúde e redução de gastos. Em 2007, um estudo envolvendo 12 mil indivíduos, todos adultos, de 7 países industrializados (Austrália, Canadá, Alemanha, Holanda, Nova Zelândia, Reino Unido e Estados Unidos), foi conduzido pela instituição beneficente de políticas de saúde dos Estados Unidos, o Commonwealth Fund (Schoen et al., 2007). Os resultados mostravam que os americanos eram os mais insatisfeitos com seu sistema de saúde, e os holandeses, os mais satisfeitos. Nos países em que os participantes tinham um "médico de família", houve menos relatos de problemas com a prestação dos cuidados de saúde. Por ocasião da divulgação dos resultados dessa avaliação, os ministros da saúde que se encontravam presentes concordaram que os médicos da APS têm papel fundamental na coordenação do atendimento aos pacientes, e que é preciso uma formação para essa assistência.

Uma das conclusões do estudo coordenado por Schoen et al. (2007) foi a de que um dos desafios das nações é o compartilhamento das estratégias de integração da assistência, em um cenário mundial em que se privilegia a especialização e se experimenta uma escassez de profissionais na atenção primária. Somando-se a isso temos um envelhecimento da população e os avanços científicos na área da saúde, o que requer disponibilidade de recursos humanos qualificados.

A Conferência Global sobre Atenção Primária à Saúde em Astana

Entre os dias 25 e 26 de outubro de 2018, os Estados-membros da OMS reafirmaram os compromissos expressos na Declaração de Alma-Ata de 1978 (WHO, 1978) e na Agenda 2030 para o Desenvolvimento Sustentável (ILO, 2015), em busca da saúde para todos. As reafirmações foram expressas em formato de uma declaração, a Declaração de Astana, que apresentava três importantes tópicos. Vejamos, portanto, as três questões apresentadas naquele documento (WHO, 2018):

- O **primeiro** ponto trata da reafirmação do compromisso de ofertar a todas as pessoas, como um direito fundamental, o desfrute de um estado de saúde elevado, atingível, bem como da concepção de que a saúde é uma condição essencial para a paz, a segurança e o desenvolvimento socioeconômico dos povos.
- O **segundo** aspecto é o da necessidade de se fortalecer a APS, reafirmada na Declaração de Astana como a abordagem mais inclusiva, eficaz e eficiente para melhorar o estado físico e mental das pessoas e o bem-estar social. Ela, a APS, é a pedra angular de um sistema de saúde sustentável para a saúde de todos os habitantes do planeta.
- No **terceiro** ponto, temos o reconhecimento de que existiram importantes iniciativas desde 1978, mas ainda existem muitas pessoas, em todo o mundo, que não são atendidas em suas necessidades em saúde. Nesse ponto, a assembleia reitera o desafio de muitas nações, sobretudo as mais pobres, nas quais se concentram pessoas em situações de maior vulnerabilidade, em garantir o acesso à saúde. É inaceitável que persistam as disparidades nos resultados da saúde. Depois de 40 anos, questões não mencionadas em 1978 apareceram ali em Astana: o peso

das doenças crônicas sobre as taxas de mortalidade, os efeitos nocivos do álcool e do tabaco, o impacto do sedentarismo e das dietas nocivas. Também foram mencionados os impactos já sofridos pelas mudanças climáticas e eventos climáticos extremos e outros fatores ambientais. Já são visíveis os riscos de surtos de doenças e ameaças globais à saúde, como a resistência antimicrobiana, que se espalha além das fronteiras dos países. A Declaração de Astana faz uma profunda exortação para que não seja mais subestimada a importância da promoção da saúde e prevenção de doenças, e que os governos sejam intolerantes quanto aos serviços de saúde que oferecem cuidados fragmentados, sem segurança ou de baixa qualidade. Há o reconhecimento de uma escassez de profissionais de saúde, e uma distribuição desigual desses profissionais. Há uma crítica ao elevado custo dos insumos, como medicamentos e vacinas.

Diante do que fora exposto, a assembleia dos representantes dos países-membros das Nações Unidas fez importantes convites (WHO, 2018):

- Façam escolhas políticas ousadas para a saúde em todos os setores.
- Planejem e criem uma APS sustentável.
- Empoderem os indivíduos e suas comunidades.
- Alinhem o apoio de todas as partes interessadas às políticas, estratégias e planos nacionais.

Observe, pois, que o sucesso dos cuidados em APS depende de importantes investimentos. Em Astana, quatro grupos foram elencados. Vejamos (WHO, 2018):

1. **Conhecimento e capacitação** – É fundamental o emprego de conhecimentos, científicos e tradicionais, para o

fortalecimento da APS. Tais conhecimentos melhoram os resultados das ações em saúde e garantem o acesso de todas as pessoas aos cuidados, no momento e no nível adequado. É essencial a realização de pesquisas na APS, bem como o compartilhamento de conhecimentos e experiências. Isso possibilita a capacitação dos recursos humanos e a melhoria dos cuidados e serviços prestados.

2. **Recursos humanos para a saúde** – Os profissionais de saúde e demais profissionais que trabalham na APS só poderão responder de modo eficiente às demandas de cuidados se forem remunerados de modo adequado. É preciso, além do mais, que a educação seja objeto constante de investimentos e que seja feito tudo o que for possível para a manutenção e disponibilização da força de trabalho, sobretudo em áreas rurais, pouco desenvolvidas e distantes. Em Astana foi afirmado que a migração internacional dos profissionais de saúde não deve ser um fator de prejuízo para os países, particularmente dos países em desenvolvimento, no atendimento das necessidades de saúde de suas populações.
3. **Tecnologia** – Aqui fora dada ênfase para a ampliação do elenco de medicamentos eficazes, seguros, efetivos e acessíveis, incluindo vacinas e tecnologias de diagnóstico. Nessa conferência, foi sinalizada a necessidade da acessibilidade e do uso racional e seguro dos dados pessoais dos usuários dos serviços de saúde. Pois bem, já estamos no século XXI e a preocupação com a segurança digital já fora mencionada em Astana. Para os conferencistas, os avanços nos sistemas de informação permitirão aos gestores de saúde uma coleta adequada dos dados individuais, com alta qualidade, de modo a garantir a vigilância epidemiológica, a transparência, a responsabilidade e o monitoramento do desempenho do sistema

de saúde. Citando o próprio documento, "Por meio de tecnologias digitais e de outras tecnologias, permitiremos que indivíduos e comunidades identifiquem suas necessidades de saúde, participem do planejamento e da prestação de serviços e desempenhem um papel ativo na manutenção de sua própria saúde e bem-estar" (WHO, 2018, p. 9, tradução nossa).

4. **Financiamento** – Na conferência de Astana, foi feito um apelo para que todos os países prossigam no investimento na APS; sem isso, os resultados em saúde não serão melhorados. Recomendou-se a alocação de recursos para a saúde, o adequado financiamento da APS e um sistema de reembolso apropriado como estratégias para melhorar o acesso das pessoas e, dessa maneira, a obtenção de melhores resultados de saúde. Os sistemas nacionais de saúde precisam ser resilientes e, para isso, precisam ser sustentáveis.

2.3 Após Alma-Ata e Astana: como estamos hoje?

Quarenta e cinco anos depois da Declaração de Alma-Ata, fundadora da APS tal como a conhecemos, em que ponto nos encontramos, em que avançamos? Da conferência em Astana, em 2018, o relatório final identificou seis importantes alterações mundiais que devem ser, urgentemente, consideradas: 1) o envelhecimento da população; 2) a escassez de profissionais de saúde para a APS; 3) a alteração no perfil epidemiológico mundial; 4) o agravamento do estado de saúde dos mais socialmente desfavorecidos; 5) a crise econômica internacional; 6) a mudança das expectativas das pessoas em relação à saúde (Sá, 2019). Das soluções propostas pela OMS em 2018, quais foram adotadas pelo Brasil?

Importante!

As considerações realizadas por Giovanella et al. (2019) respondem, em parte, mas de modo brilhante, à pergunta do subtítulo desta seção.

Na América Latina, nos anos 1980, a abordagem seletiva de atenção primária foi preconizada por agências multilaterais, tornando-se hegemônica a implementação de uma cesta mínima de serviços, em geral de baixa qualidade. No Brasil, com a regulamentação do SUS baseada na universalidade, equidade e integralidade e nas diretrizes organizacionais de descentralização e participação social, para diferenciar-se da concepção seletiva de APS, passou-se a usar o termo *atenção básica em saúde*, definida como ações individuais e coletivas situadas no primeiro nível, voltadas à promoção da saúde, prevenção de agravos, tratamento e reabilitação (Giovanella et al., 2019).

Em 2006, a Política Nacional de Atenção Básica, acordada entre gestores federais e representantes das esferas estaduais e municipais na Comissão Intergestores Tripartite, ampliou o escopo da atenção básica e reafirmou a ESF como estratégia prioritária e modelo substitutivo para organização da atenção básica. Ponto de contato preferencial e porta de entrada de uma rede de serviços resolutivos de acesso universal, a atenção básica deve coordenar os cuidados na rede de serviços e efetivar a integralidade nas diversas dimensões (Giovanella et al., 2019).

Infelizmente, recentemente, o mundo inteiro sofreu os efeitos de uma pandemia. A pandemia de covid-19 possibilitou-nos o reconhecimento da importância da APS e de como ela estava organizada nos mais diversos países.

Sendo a APS o primeiro contato das pessoas com o sistema de saúde, em alguns países, ela desempenhou um papel fundamental nas respostas que países deram à pandemia de covid-19. O acolhimento dos pacientes e os protocolos clínicos sofreram mudanças apropriadas para a identificação e triagem dos casos suspeitos. O diagnóstico precoce conduzido pelos profissionais de saúde da atenção primária aliviava a ansiedade e reduzia a demanda por hospitalização.

Com a adoção de rígidas medidas de controle, sobretudo com intervenções não medicamentosas, como o isolamento social e a restrição ao acesso a hospitais nos períodos de elevadas taxas de transmissão, a APS demonstrou sua importância, provando igualmente ser uma resposta de melhor custo-efetividade. A pandemia de covid-19 revelou que os países diferiam em termos de organização e investimento na atenção primária (Mughal; Khunti; Mallen, 2021; Mitchell et al., 2021). Na Itália, por exemplo, cortes substanciais no financiamento reduziram drasticamente os recursos do serviço nacional de saúde e contribuíram para a expansão do setor privado de saúde que, ao contrário do sistema público de saúde, não tinha capacidade para lidar com uma emergência de saúde como a doença de coronavírus (Buzelli; Boyce, 2021). Assim, a pandemia teve impactos positivos e negativos sobre a atenção primária.

Khalil-Khan e Khan (2023) realizaram uma revisão de escopo sobre o impacto da pandemia de covid-19 na atenção primária de alguns países. Na análise dos pesquisadores, foi incluído um total de 31 documentos que atendiam aos critérios de inclusão dos autores, com a seguinte distribuição: Austrália (n = 3), Bélgica (n = 1), Canadá (n = 3), Holanda (n = 1), Emirados

Árabes Unidos (n = 2), Reino Unido (n = 12), Estados Unidos (n = 6), além de artigos multicêntricos globais gerais (n = 3) – incluindo países (Austrália, Canadá, França, Alemanha, Israel, Holanda, Nova Zelândia, Suécia, Suíça, Reino Unido, Estados Unidos) e continentes (Europa, África, Ásia, Austrália e América do Norte e do Sul). Esses países estabeleceram estruturas de APS. Na análise dos pesquisadores, foram identificados quatro domínios principais afetados: mudanças nos estilos de consulta, efeitos na prestação de cuidados de saúde de longa duração, o impacto da pandemia na equipe de saúde e o futuro da atenção primária pós-pandemia.

Sobre o futuro da atenção primária após a pandemia, podemos mencionar: a **inclusão da telemedicina**, seguindo, obviamente, as recomendações de consulta protocoladas pela medicina de família; a **interdisciplinaridade**, em que se efetuam a integração e a complementação das funções entre os profissionais de saúde (Moreau, 2021) e o **aprimoramento da infraestrutura**.

Para Khalil-Khan e Khan (2023), a pandemia de covid-19 demonstrou, globalmente, como uma pandemia pode provocar profundas mudanças na maneira como os cuidados são prestados na APS. A pandemia mudou drasticamente a forma como os médicos consultam seus pacientes e apontou as vantagens e desvantagens das consultas presenciais e remotas. Infelizmente ela também mostrou como nossos profissionais de saúde são afetados – e necessitam de um apoio gerencial –, além de como um trabalho interdisciplinar é fundamental na resolução de problemas da APS.

No Brasil, a pandemia pela covid-19 produziu uma profunda crise nas prestações de cuidados nos serviços de saúde primários e secundários. Verificou-se uma sobrecarga de demanda por recursos humanos e insumos. A crise foi agravada pela disseminação generalizada de informações conflitantes e incorretas, problematizando a importância do distanciamento social e do uso de equipamentos de proteção individual, mas também o uso de medicamentos para o tratamento de infecções associadas ao coronavírus, especialmente o emprego da hidroxicloroquina (Cardoso; Fernandes; Santos, 2021).

A pandemia de covid-19 no Brasil teve um grande impacto sobre os processos de aprendizagem na atenção primária (Carvalho; Sandars; Cecilio-Fernandes, 2023). A pandemia reforçou a importância da educação permanente em saúde e do fortalecimento de um sistema de informação em saúde acessível aos indivíduos e a seus familiares.

Preste atenção!

Estamos, ainda, no começo do século XXI. E, numa perspectiva geral, a APS no Brasil encontra-se bem-organizada, resultado do empenho político e técnico com uma atenção à saúde de alta qualidade para toda a população.

A ESF, lançada em 1994, tem sido um pilar fundamental dos esforços para reorganizar e fortalecer a APS no Brasil. Graças à ESF, uma parcela crescente da população brasileira se beneficia do acesso gratuito a serviços preventivos e de atenção que adotam uma abordagem baseada na comunidade.

Evidências resultantes de pesquisas acadêmicas demonstram as contribuições da ESF na redução das taxas de mortalidade e de hospitalizações por doenças crônico-degenerativas.

Mas novos desafios já estão presentes. A população brasileira envelheceu, fatores de risco populacionais, como a obesidade, aumentam e ameaças pandêmicas emergentes exigem resiliência e adaptabilidade (OECD, 2021).

A APS é principalmente de responsabilidade dos municípios brasileiros. O SUS caracteriza-se por ser um sistema de saúde descentralizado, mas é necessário um maior apoio das demais esferas de governo para sua garantia. Sem esse apoio, torna-se difícil a ampliação do acesso e a melhoria da qualidade da assistência, bem como a redução das desigualdades.

No Capítulo 4 desta obra, discutiremos o tema da gestão e da sustentabilidade da APS.

Para saber mais

Considerando essas desigualdades, a OMS adotou a Carta de Lubliana, na Eslovênia, em 19 de junho de 1996. Embora se trate de uma carta adotada pelos países-membros da OMS na região europeia, ela propôs princípios para a otimização dos sistemas de saúde específicos da Europa, que se centravam no escopo de que os cuidados de saúde devem, acima de tudo, promover uma melhor qualidade de vida. Procure ler essa carta para aprofundar seus conhecimentos.

WHO – World Health Organization. **The Ljubljana Charter on Reforming Health Care in Europe**. Regional Office for Europe. Geneva, 1996. Disponível em: <https://www.europeansources.info/record/the-ljubljana-charter-on-reforming-health-care-1996-ljubljana-charter-on-reforming-health-care-ljubljana-conference-1996>. Acesso em: 13 jun. 2024.

Síntese

O modo como uma nação organiza seu sistema de saúde revela o conceito de saúde predominante naquela nação e, portanto, os critérios que norteam as políticas de saúde nela presentes. Um modelo de saúde que privilegia as intervenções normalizantes, como exames de diagnóstico, intervenções cirúrgicas e insumos farmacêuticos, certamente considera a saúde como um **desvio** ou uma **anormalidade**. Elevados são os gastos financeiros com o setor saúde em nações que adotam um modelo hospitalocêntrico. Tal modelo é insustentável para sistemas públicos de saúde. As desigualdades sociais e econômicas refletem o estado de saúde de uma nação. Observa-se no mundo uma profunda desigualdade entre as nações e um agravamento das condições de saúde, por consequência. Tal cenário motivou duas importantes conferências em saúde nos últimos 45 anos: a **primeira** foi a Conferência Internacional sobre Cuidados Primários de Saúde ocorrida entre os dias 6 e 12 de setembro de 1978, em Alma-Ata, na República do Cazaquistão. A **segunda** foi a Conferência Global sobre Atenção Primária à Saúde, em Astana, nos dias 25 e 26 de outubro de 2018.

Na Conferência Internacional sobre Cuidados Primários de Saúde ocorrida Alma-Ata e na Conferência Global sobre Atenção Primária à Saúde, em Astana, estão presentes exortações e metas, tais como a da promoção da integração dos serviços de saúde convencionais aos serviços sociais e à comunidade, por meio de seus membros, de modo que estes atuem como agentes de mudança. Diferentemente da atenção especializada, que é menos acessível para as pessoas com menos recursos, a atenção primária envolve o cuidado de pacientes que, em geral, têm diagnóstico de muitas enfermidades e são desprovidos de recursos. A atenção primária dos serviços de saúde tem dois grandes objetivos. O primeiro é o de promover um elevado estado de saúde da população, e o segundo é o de reduzir ao máximo as desigualdades entre os subgrupos populacionais.

No Brasil, a APS é principalmente de responsabilidade dos municípios brasileiros. O SUS caracteriza-se por ser um sistema de saúde descentralizado, mas é necessário um maior apoio das demais esferas de governo para sua sustentabilidade. Sem esse apoio, torna-se difícil a ampliação do acesso e a melhoria da qualidade da assistência, bem como a redução das desigualdades.

Questões para revisão

1. O que é um sistema de saúde?

2. Qual foi a primeira afirmação da Declaração de Alma-Ata?

3. Marque a alternativa que apresenta a afirmação **incorreta**:
   a) Segundo a Declaração de Alma-Ata, existe a necessidade de uma ação urgente de todos os governos, de todos os profissionais de saúde e da comunidade mundial em se engajarem na proteção e na promoção da saúde de todos os povos do mundo.
   b) Na Declaração de Alma-Ata, a APS deve ser uma política de saúde a ser implantada para os países pobres, com maiores índices de desigualdades sociais.
   c) A saúde é um direito humano fundamental, e o alcance de um estado de saúde elevado requer a ação de muitos outros setores sociais e econômicos além do setor de saúde.
   d) A Declaração de Alma-Ata foi fruto de uma conferência realizada entre os dias 6 e 12 de setembro de 1978, em Alma-Ata, capital do Kazaquistão.

4. Indique se as sentenças a seguir são falsas (F) ou verdadeiras (V):
   ( ) Diferentemente da atenção especializada, que é menos acessível para as pessoas com menos recursos, a atenção primária envolve o cuidado de pacientes que, em geral, têm diagnóstico de muitas enfermidades e são desprovidos de recursos.
   ( ) O sucesso dos cuidados em atenção primária à saúde reside na dependência de importantes investimentos, entre os quais podemos mencionar a capacitação de recursos humanos e a produção de conhecimento.
   ( ) Da Conferência em Astana, em 2018, o relatório final identificou seis importantes alterações mundiais que devem ser urgentemente consideradas: o envelhecimento da população, a escassez de profissionais de saúde para a APS, a alteração no perfil epidemiológico mundial, o agravamento dos estados de saúde dos mais socialmente desfavorecidos, a crise econômica internacional e a mudança das expectativas das pessoas em relação à saúde.
   ( ) A Declaração de Alma-Ata foi fruto de uma Conferência realizada entre os dias 6 e 12 de setembro de 1978, em Alma-Ata, capital do Kazaquistão.

   Agora, assinale a alternativa que corresponde à sequência obtida:

   a) F, V, V, F.
   b) F, F, F, F.
   c) V, V, V, V.
   d) F, F, F, V.

5. Após a pandemia de covid-19, os gestores de saúde reconheceram que:
   a) a atenção terciária em saúde é mais importante do que a APS.
   b) países com maiores investimentos em APS tiveram melhores resultados no enfrentamento da pandemia pelo coronavírus.
   c) a vacinação é uma tarefa do hospital, daí a importância do modelo hospitalocêntrico no combate à pandemia.
   d) as pandemias não são ameaças para a vida humana.

Questões para reflexão

1. O que torna a APS tão importante para a promoção da saúde?
2. O que fez do modelo de APS brasileiro ser mencionado na conferência realizada em Astana?
3. Porque alguns países considerados desenvolvidos tiveram números elevados de óbitos durante a pandemia de covid-19?
4. O que fez da Conferência de Alma-Ata um evento marcante para a APS?
5. Quais, entre os eventos precursores do SUS, você consideraria os mais importantes?

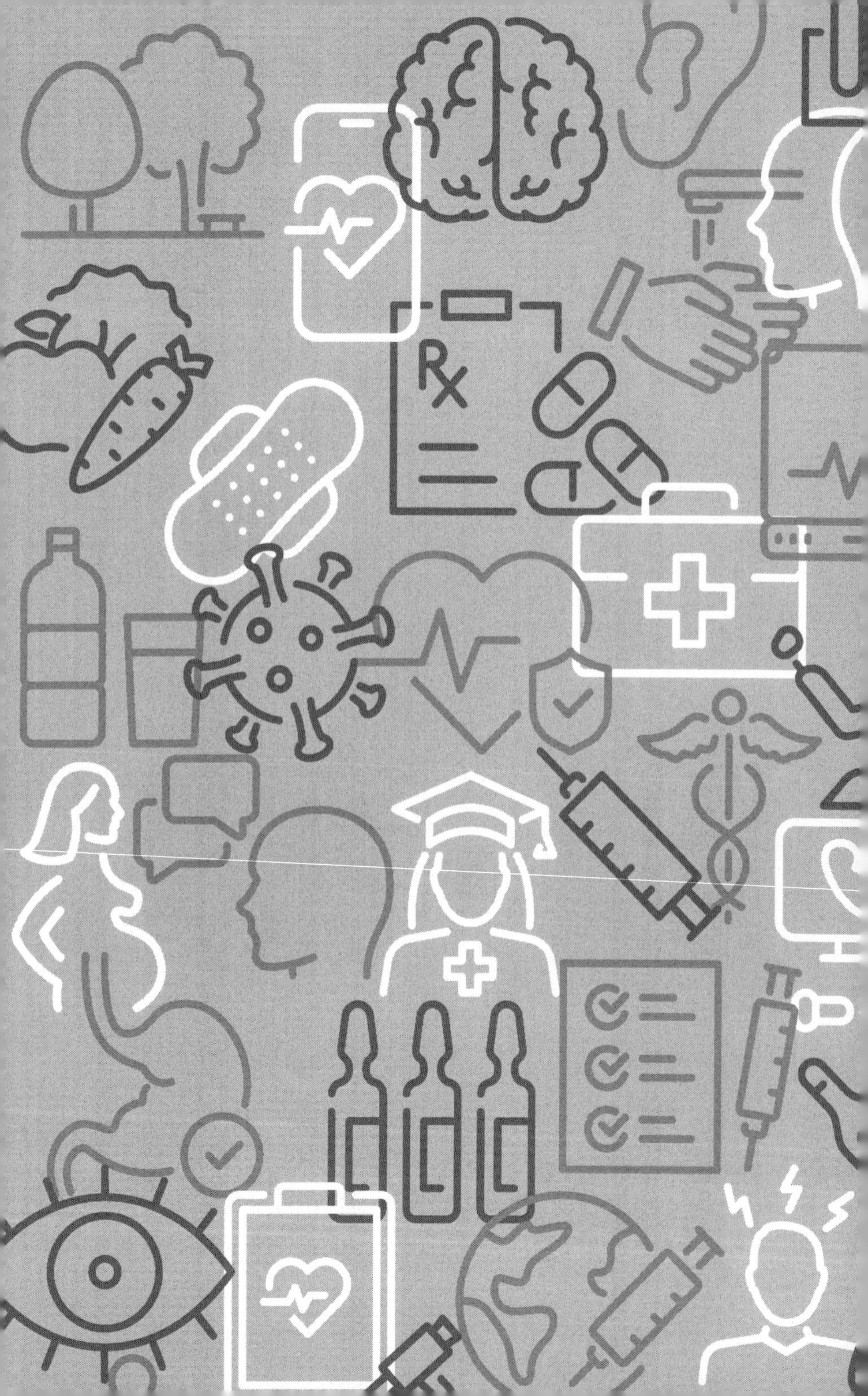

Capítulo 3

A contribuição das ciências sociais para a saúde coletiva

Neste capítulo, veremos a importância de outras disciplinas para a saúde coletiva. Disciplinas que historicamente não nasceram no campo médico, mas que já demonstraram inquestionável importância para a saúde coletiva. Como exemplo de disciplinas, apresentaremos algumas contribuições da antropologia, da história, da sociologia e da filosofia. Discutiremos sobre o nascimento da medicina social, sob a perspectiva de Michel Foucault, bem como conceituaremos e refletiremos sobre os efeitos da medicalização da sociedade.

A leitura deste capítulo tornará você apto a conceituar a medicalização e problematizar seus efeitos sobre a sociedade, bem como a discutir sobre a relação entre saúde e mercado. Além de compreender a importância das ciências sociais para a saúde coletiva, você será capaz de debater sobre os efeitos das desigualdades econômicas sobre as condições de saúde das pessoas. O estudo deste capítulo ainda permitirá a você reconhecer as principais demandas atendidas pela medicina na contemporaneidade.

3.1 A importância da antropologia para a saúde coletiva: os casos das pandemias de covid-19 e de vírus ebola

A pandemia de covid-19 afetou de modo trágico o planeta entre os anos 2020 e 2022, causando impactos sanitários, sociais e econômicos sem precedentes sobre todas as nações (Naseer et al., 2023). Alguns países, como os Estados Unidos, embora detentores de extensos recursos e instituições especializadas na proteção da saúde das pessoas, tiveram elevados números de infecções e óbitos (Chen et al., 2021). Em países como o Brasil, as respostas à pandemia foram cercadas de controvérsias, debates, conflitos e desafios às instituições de saúde e de pesquisa (Szylovec et al., 2021). Não foram poucas as manifestações governamentais, no período, questionando a autoridade e a legitimidade dos discursos científicos.

Hahn e Schoch-Spana (2021) descreveram quatro princípios antropológicos que demonstram a importância da antropologia para a promoção da saúde das pessoas. Os princípios antropológicos para a saúde coletiva descritos foram:

1. **Conceitualização e enquadramento da doença** – O que é considerado doença, lesão, enfermidade, com um código de classificação no sistema de Classificação Internacional de Doenças (CID), é fundamentalmente uma questão de ideias e valores sociais historicamente situados. No caso da covid-19, diversas autoridades nomearam o coronavírus como *vírus chinês, vírus Wuhan, vírus estrangeiro* e até mesmo de *gripe kung* (Chiu, 2020; Rogers; Jakes; Swanson, 2020). O argumento de identificar uma nação como fonte de uma infecção é o de responsabilizar seus líderes perante o mundo pela catástrofe desencadeada. Todavia, associar o coronavírus a uma nação, como a China, é contra as atuais convenções de nomenclatura para as doenças infecciosas. Segundo a Organização Mundial da Saúde (OMS), os indivíduos devem usar termos neutros e evitar designações relacionadas a um local, pessoa ou produto específico (WHO, 2015).

   A nomenclatura e a conceituação de uma doença são poderosos determinantes do comportamento de uma população, da disseminação e das respostas que a sociedade dará a essa doença. Durante a pandemia de covid-19, foram registrados relatos de assédio, rejeição e agressão física às pessoas. As divergências quanto ao emprego de medidas protetivas refletiam a complexidade das abordagens empregadas por governantes, profissionais de saúde e pela população. Certas convicções podem ser mortais.

2. **Os determinantes sociais em saúde** – As epidemias são fenômenos sociais. A forma como as sociedades se organizam é um determinante para o surgimento e para a disseminação de doenças dentro das sociedades. Nos Estados Unidos, o racismo racionaliza a distribuição diferencial de recursos e, consequentemente, de acesso aos serviços de saúde. Os negros constituem a população mais vulnerável, seguidos daqueles de origem latina, portanto, mais expostos aos fatores adoecedores e com menos acesso às medidas terapêuticas (Hall et al., 2015).

   Durante a pandemia de covid-19, os efeitos do racismo sobre o processo de saúde e doença tornaram-se evidentes. Os negros e hispânicos foram os mais expostos e os que mais morreram pelo coronavírus nos Estados Unidos (Tai et al., 2022; Jason et al., 2023). É importante a constatação de que o comportamento de um patógeno em uma sociedade não está absolutamente condicionado às suas características biológicas, mas ao modo como uma sociedade distribui seus recursos entre seus cidadãos. Tal perspectiva é essencialmente antropológica, e sem ela as análises epidemiológicas perdem força em seus argumentos.

3. **A determinação da saúde de uma sociedade** – Com a covid-19, por exemplo, experimentaram-se alterações radicais no modo de viver das pessoas. Alterações estabelecidas pela pandemia, fenômeno até então ignorado pelas pessoas. A

pandemia mudou radicalmente a forma de trabalho de milhares de pessoas, remodelando estruturas e o planejamento de atividades. As consequências já são visíveis. Vejamos algumas:

a) muitos serviços foram desativados e o trabalho a distância tornou-se uma realidade, exigindo das pessoas novas habilidades, de maneira que aqueles não as detêm serão ou permanecerão desempregados;
b) para muitos trabalhadores, os locais de trabalho mudaram, ou seja, os escritórios, os lugares de produção e de distribuição de produtos e serviços se transformaram;
c) a comunicação entre as pessoas mudou profundamente, e muitas atividades, como as de ensino, são realizadas pela internet, fenômeno inconcebível na década de 1980;
d) a mobilização social a curta e a longa distância também se modificou, o sistema de transporte foi profundamente afetado e muitas pessoas já não precisam sair de suas residências com a mesma frequência, seja para irem ao trabalho, seja para visitarem alguns espaços culturais.

Essas mudanças impactarão sobre a saúde das populações. Ainda não temos resultados desses efeitos, mas daqui a alguns anos eles serão conhecidos.

4. **Respostas a problemas de saúde pública** – As respostas fornecidas pelos gestores de saúde às doenças que afetam a comunidade são processos sociais; os comportamentos adotados diante das doenças, como a pandemia de covid-19, variam a partir dos valores culturais, do modo de organização social e do ambiente no qual se encontram as pessoas. Com a pandemia, as "máscaras caíram", ou seja, os sistemas de saúde explicitaram o modo como a saúde das populações das quais são responsáveis é gerenciada. As respostas dadas variaram

em cada nação, expressando suas culturas e os princípios organizacionais do sistema de saúde. A pandemia de covid-19 demonstrou que a promoção da saúde requer a adoção de práticas de registro de dados, análises desses dados e monitoramento, e que abordagens integrais são indispensáveis para que as pessoas tenham suas necessidades atendidas. A antropologia é o estudo do desenvolvimento das sociedades e da cultura humana, e suas construções teóricas são ferramentas pelas quais pesquisas qualitativas e etnográficas em saúde são conduzidas com o escopo de coletar e analisar dados mais complexos (Campbell, 2011). Dessa maneira, em suas abordagens, a antropologia convida-nos a atender as perspectivas dos outros, que são construídas dentro de variações nos modos como a população se organiza socialmente, considerando aqui a interferência das instituições governamentais e não governamentais, bem como os processos políticos e econômicos, seus sistemas de leis, suas culturas e seu sistema de saúde.

As decisões adotadas pelas pessoas são resultado de seus julgamentos e de seus afetos. Prescrições, conselhos, proibições, percepções sobre o adoecer, as causas e os tratamentos ou remédios adotados, tudo isso compõe determinada cultura. A antropologia investiga os efeitos das interações entre culturas e sociedades sobre o modo como as doenças são compreendidas e confrontadas, não sendo somente uma disciplina acadêmica, mas uma ferramenta empregada para a resolução de problemas sociais e mundiais.

Certamente você já ouviu ou leu sobre a epidemia pelo vírus ebola que atingiu a África Ocidental (Buseh et al., 2015). Pois bem, na maioria das comunidades da África Ocidental, as práticas funerárias são revestidas de significados, já que são consideradas etapas importantes na passagem dos que morreram para o mundo divino. Em tais comunidades, essa passagem deve ser facilitada pelos parentes dos que morreram, e para isso são empregados rituais funerários. Dois dos rituais mais empregados são a lavagem e a limpeza do cadáver, que contribuiu enormemente para a disseminação do vírus, e a lavagem das mãos dos parentes em uma mesma tigela, após tocarem o corpo do morto (Lyons et al., 2021). Esse toque, também denominado *toque amoroso*, é igualmente disseminador do vírus ebola, tão letal.

A OMS, em parceria com os governos afetados pelo vírus, estabeleceu recomendações sobre como os corpos das vítimas do ebola deveriam ser manuseados e posteriormente sepultados. Assim, em decorrência da realização de investigações antropológicas é que foi possível a identificação daquelas práticas ancestrais como fatores de riscos para a disseminação do vírus (Manguvo; Mafuvadze, 2015). O que pretendemos destacar é que o modo como o ebola tem sido enfrentado na África Ocidental demonstra que o uso de métodos científicos sozinhos, sem uma consideração holística de outros fatores contextuais, não é suficiente para controlar uma doença.

Seja em âmbito local ou global, a antropologia é a uma disciplina de elevada potencialidade para a obtenção de dados e, consequentemente, para a elaboração de medidas por meio das quais a saúde e o bem-estar de uma população possam ser protegidos. Mediante seus métodos e instrumentos, a antropologia revela os sistemas de crenças culturais e as maneiras de organização de uma sociedade, colaborando para uma abordagem integral dos problemas de saúde pública. No caso do vírus ebola, fica evidente como a antropologia auxilia as instituições na compreensão do ambiente sociocultural, orientando, dessa maneira, a elaboração de intervenções em contextos locais, ampliando, assim, o acolhimento dessas intervenções pela sociedade local e, consequentemente, aumentando a eficácia dessas intervenções.

A antropologia jamais foi desprovida de crítica. Entretanto, suas análises comparativas nos permitem avaliações mais complexas e imparciais (Béhague; Gonçalves; Victora, 2008). As disciplinas antropológicas devem ser centrais para a saúde pública, assim como a epidemiologia, a ciência laboratorial e a estatística. A incorporação explícita de princípios antropológicos faz com que a pesquisa e a prática em saúde se fortaleçam mutuamente.

3.2 Michel Foucault e a medicina social

História da loucura na Idade Clássica foi uma das mais importantes obras do historiador e filósofo francês Michel Foucault (2009a). Publicada em 1961, nela, Foucault inaugura um novo estilo para um historiador que se propõe a problematizar questões do campo médico, como o da loucura. Foucault é um genealogista, e isso ele aprendeu de Nietzsche. Sua genealogia da loucura sinaliza que a história da desrazão se inicia na Idade Média, com práticas de confinamento de leprosos. Para quê, indaga Foucault, quando os leprosários foram esvaziados, eles foram transformados em locais de confinamento para loucos? Para quê, em alguns meses de 1656, confinou-se uma em cada 100 pessoas em Paris?

Foucault se concentrou não somente nas análises dos discursos médico-científicos da loucura, mas também nas análises culturais associadas aos loucos. Ele traçou o modo como a loucura foi compreendida e confrontada nas principais cidades europeias no período medieval até o início do século XIX. A *História da loucura na Idade Clássica* é a história do nascimento da psiquiatria, de uma nova modalidade de saber sobre o comportamento humano, de um novo campo da medicina denominado *saúde mental* (Foucault, 2009a).

Mas não foi somente do poder psiquiátrico que o historiador se ocupou. Ele também se dedicou a estudar os efeitos do saber médico sobre a sociedade. Depois da *História da loucura na Idade Clássica*, ele escreveu *O nascimento da clínica*; *Vigiar e punir*, que trata do nascimento das prisões; e a *História da sexualidade*, além de importantes cursos ministrados no Collège de France (Deleuze, 2005). Para que não nos pareça tão distante, tomemos os conteúdos das conferências que Foucault proferiu no Rio de Janeiro, em outubro de 1974, sobre a questão da medicina social.

Na primeira dessas conferências, denominada *Crise da medicina ou crise da antimedicina*, Foucault faz uma análise histórica do processo de medicalização da sociedade contemporânea, tomando por base o ano de 1942, em que foi elaborado o Plano Beveridge, o qual, na Inglaterra, e em muitos outros países, como o Brasil, serviu de modelo para a organização dos serviços de saúde depois da Segunda Guerra Mundial.

A primeira observação do historiador e teórico social Michel Foucault é que, após a Segunda Guerra Mundial, em que milhões de pessoas morreram, o mundo viria a assistir à consolidação de um direito. E não se trata do direito à vida, mas sim do direito à saúde. A saúde como direito tem, portanto, uma data de nascimento e é justamente o ano de 1942. Para os pesquisadores e estudiosos da saúde coletiva, essa questão é de importante debate, pois garantir a saúde e o bem-estar da população, desde o século XVII, já era uma das funções do Estado. Acontece que, até a metade do século XX, a importância da saúde da população justificava-se na necessidade de se manter uma força física nacional. Com o Plano Beveridge, a saúde torna-se uma condição para o indivíduo, e não mais para o Estado (Berridge, 2000).

Quando a OMS foi internacionalmente fundada, em 7 de abril de 1948, entra em cenário uma instituição que tem, entre várias atribuições de promoção e defesa da saúde global, a tarefa de elaborar diretrizes a serem seguidas pelas pessoas. O mundo já contava com uma abundante literatura sobre as maneiras de promover e cultivar a higienização da cidade e dos estabelecimentos sociais. Mas, com a OMS, e levando em consideração a saúde como um direito, a narrativa é a de que o Estado tem a obrigação de garantir essa saúde e, se adoecer, o indivíduo tem o direito de interromper suas atividades laborais e receber a assistência do Estado. Mas não somente isso. Essa obrigação de cuidar do corpo e de não adoecer também é do indivíduo. Então, há o aparecimento de uma nova moralidade.

A partir da segunda metade do século XX, a saúde entra no campo da economia, pois o Estado terá despesas com a saúde. Se você examinar atentamente o Plano Beveridge, de 1942, encontrará o conceito de saúde que a OMS empregará posteriormente em 1947 (Berridge, 2000). Portanto, a saúde tornou-se uma fonte de despesas, constituindo-se em um dos mais importantes alvos de investimento do orçamento de uma nação.

A saúde, ao tornar-se um direito de todos os indivíduos, de todos os cidadãos de uma nação, converteu-se em um instrumento de socialização dos corpos dos indivíduos, assegurada por um sistema de distribuição regulada por uma política orçamentária. Ela se tornou, também, um objeto de disputas no campo político. Doravante não haverá nenhuma campanha política, eleitoral ou não, que não coloque a questão da saúde como um direito a ser garantido ou preservado. Aqui não se trata de que a saúde deva ou não entrar como tema de uma campanha política. A importância da genealogia que Foucault empregou em suas análises é que ela nos possibilita conhecer o que torna possível o aparecimento de práticas e instituições. O Sistema Único de Saúde (SUS), no Brasil, é um excelente exemplo de como a saúde é o resultado de disputas no campo político.

A análise histórica de Foucault explicitada nessa conferência auxilia a saúde coletiva em suas abordagens sobre a saúde como um direito. A condição da saúde como um bem a ser garantido promoveu a construção de uma nova economia e uma nova política sobre o corpo. O corpo, a partir da segunda metade do século XX, tornou-se em um dos objetivos principais da intervenção do Estado, um dos grandes objetos dos quais o próprio Estado passou a se encarregar (Foucault, 2010).

Para o historiador e filósofo francês, estamos em um regime em que a finalidade das intervenções do Estado é a promoção da saúde do corpo e, para isso, busca-se compreender e estabelecer uma relação entre as enfermidades e a saúde, entre os comportamentos e a saúde, entre as terapias e a saúde.

Estamos em uma "somatocracia": o corpo como o centro das intervenções do Estado. Mas não é de um corpo individual que estamos falando, e sim de um corpo populacional. Portanto, a medicina individualista, caracterizada pelo exercício privado da profissão, não existe, pois a medicina sempre foi uma prática social. O que ocorre, entretanto, é que a eficácia e a cientificidade das práticas médicas se encontram numa relação de defasagem, pois a sociedade vem experimentando por longos anos os efeitos negativos da medicina. Não estamos falando de efeitos nocivos oriundos da ignorância do campo médico, mas justamente o inverso, dos efeitos negativos de práticas baseadas em uma racionalidade. É o caso do surgimento de micro-organismos resistentes aos antimicrobianos.

A resistência a antimicrobianos é um dos maiores problemas de saúde pública em todo o mundo. Ela não é somente um problema médico. Trata-se de um fenômeno negativo que vem adquirindo importância por seus danos, acelerado por fatores culturais, econômicos e sociais. Com a pretensão de salvar vidas, produzem-se e utilizam-se antimicrobianos, entretanto, o uso indevido tem provocado o surgimento de bactérias multirresistentes. Mesmo que a descoberta de novos antibióticos traga alívio, trata-se de uma solução temporária. A sustentabilidade na saúde exige investigações em ciências sociais que explorem os fatores impulsionadores desse problema (Minssen et al., 2020).

Com o objetivo de colaborar com as instituições internacionais no enfrentamento da resistência antimicrobiana, foi criada a Rede Internacional de Ciências Sociais da Resistência Antimicrobiana, composta por pesquisadores de ciências sociais focados em enfrentar o desafio global da resistência aos antimicrobianos (Minssen et al., 2020). São necessários compromisso político e ações coletivas para combater esse problema, e as disciplinas das ciências sociais podem fornecer ferramentas analíticas para o desenvolvimento de soluções.

O tema de resistência microbiana é apenas um entre tantos outros que poderíamos elencar aqui para afirmar que o homem pode exercer sobre a vida vários efeitos. Se outrora o desconhecimento médico não permitia ao homem enfrentar a doença que o ameaçava, hoje esse saber encontra-se vinculado a um perigo, relacionado ao aparecimento de problemas gerados pela própria medicina.

3.3 A sociedade sob os efeitos da medicalização

O domínio da medicina é definido pelas necessidades dos doentes, pelos sintomas e sofrimentos associados ao adoecer. No campo de atividade do médico temos, portanto, como **objetos** as doenças. Todavia, se olharmos atentamente, é possível reconhecer que a medicina exerce sua atividade para além das demandas dos doentes. Na realidade, a medicina atende muito pouco às demandas dos indivíduos enfermos. Vamos citar alguns exemplos.

No Brasil, nenhum indivíduo pode conseguir uma autorização para conduzir um automóvel sem antes passar por uma avaliação médica, da mesma forma, nenhuma drogaria ou farmácia pode funcionar sem a autorização do órgão de vigilância sanitária do município em que pretender funcionar. Então, fazemos aqui a nossa primeira observação: **a medicina atende também a demandas que não são apresentadas pelos doentes**.

A segunda observação é: **as doenças não são os únicos objetos de ocupação da medicina**. Se olharmos o conceito de saúde da OMS, compreenderemos muito bem essa questão. Segundo a OMS (WHO, 2006, p. 1, tradução nossa), "a saúde é um estado de completo bem-estar físico, mental e social e não apenas a ausência de doença ou enfermidade", portanto, a saúde é o objeto da intervenção médica e, desse modo, tudo o que condiciona o estado de saúde se tornou objeto da intervenção médica, ou seja, a qualidade das águas, dos alimentos, da moradia, do ar, das condições de trabalho, a sexualidade, a aprendizagem, enfim, a vida tornou-se o objeto da medicina. É isso o que poderíamos compreender como sendo a medicalização da vida, que traz como principal característica o estabelecimento de uma sociedade governada por uma racionalidade normalizante, num perpétuo juízo de valor acerca do que é normal e anormal. Temos uma medicina num perpétuo empreendimento de restituir um estado de normalidade.

A medicina vem se ocupando daquilo que por centenas de anos não lhe dizia respeito. Entretanto, que fique claro que não estamos nos referindo exclusivamente aos profissionais médicos, mas a todos os que compõem o campo médico. Há, na sociedade, o exercício de uma autoridade sanitária que se manifesta não somente nos espaços de assistência e atenção à saúde, apoiada em saberes da área da saúde. Há fenômenos urbanos sendo regulados pelo saber sanitário, como a organização das vias de trânsito, dos destinos dado aos corpos dos defuntos, do lixo. Trata-se de um saber sanitário que organiza a cidade, o Estado. Ocupando-se, assim, com o que se encontra além do doente e da doença, a medicina irá codificar as condutas das pessoas, estabelecendo um regime ou uma gestão da vida humana.

Estamos em uma situação em que toda tentativa de trilhar um campo externo à medicina acaba sendo frustrada, pois provavelmente esse campo já foi medicalizado. Podemos citar como exemplo o uso de plantas medicinais, que tiveram sua importância reconhecida pela OMS na Declaração de Alma-Ata (WHO, 1978), e tal reconhecimento influenciou a implementação da fitoterapia no SUS. Acontece que a medicalização não se caracteriza pelo uso de medicamentos para o tratamento das doenças somente, ela é muito mais ampla. Ela se caracteriza pelo domínio/influência que a medicina exerce sobre a vida humana, sobre o seu governo.

Muitos acreditam que o uso de plantas medicinais colabora com a desmedicalização da sociedade, mas não é bem assim que ocorre. O uso de plantas medicinais pode favorecer a desmedicalização, porém, a partir do momento em que o uso de plantas medicinais entra num campo regulado por normas médicas, seu emprego passa a ser medicalizado. Em outras palavras, é pouco provável que se saia da medicalização sem o abandono do saber médico (Silva; Padilha, 2022).

A medicalização da sociedade é uma prática médica que gera profundas mudanças sociais. Precisamos considerar que, quando problemas não médicos passam a ser concebidos e tratados como problemas médicos, há um desvio, com profundas consequências sociais. A patologização da vida humana, ou seja, a atribuição de anormalidade a toda apresentação da vida humana diferente daquela maneira de viver considerada comum, normal, tem causado importantes efeitos políticos e econômicos. Assim, a literatura sociológica precisa ser visitada para aprofundamento desse tópico.

3.4. O corpo e a sociologia

A relação do homem com o mundo ocorre no corpo, e a sociologia, debruçando-se sobre esse lugar, nos oferece interpretações sobre os movimentos do homem imerso em culturas e lógicas. É sabido que usufruir de bem-estar físico, mental e espiritual é condição para o bem existir ou para a boa existência. É pelo corpo que o homem se inscreve no mundo; por isso, um dos efeitos negativos da doença é a remoção do ser humano do mundo. A doença coloca o homem à margem da sociedade, tornando-o às vezes um fardo para a coletividade. Um dos efeitos da medicalização é o de tornar os indivíduos úteis, fixando-os ou movendo-os de acordo com os interesses sociais e a potencialidade de seus corpos sãos. O homem doente é desvinculado do circuito de produção e consumo. Situação nefasta para si e para a sociedade.

A medicina contribui para modular as expressões corpóreas, fornecendo ao corpo a oportunidade de se fazer participante de uma comunidade, mediante manifestações cheias de significados. Ao adoecer, o corpo é deslocado para uma zona de incerteza em sua relação com o mundo. Hospitalizado, por exemplo, o indivíduo separa-se dos outros e o corpo adoecido torna-se o sinal de uma ruptura. O corpo doente instaura uma subjetividade. E é justamente ali, nessas zonas cinzentas, estabelecidas por rupturas, que nascem as sociologias. A doença cria espaços confusos e sem referências. Cada experiência de adoecimento é singular, de modo que a medicina não pode dar conta desse fenômeno em sua integralidade se não considerar os significados produzidos pelo doente, ali, onde a desordem é substituída pelas culturas e lógicas socialmente estabelecidas. As reações ao adoecimento não são estabelecidas pelos genes. A gestualidade diante do sofrimento é um fato social e cultural. Diante da doença, existem diferentes maneiras de se expressar a dor e a esperança. Da mesma forma, a experiência da cura faz irromper sentimentos singulares expressos de diferentes modos. O corpo traduz nossa cultura, nossas certezas e inseguranças (Le Breton, 2006).

É pelo corpo que decodificamos sensorialmente a assistência e os cuidados prestados por uma unidade de saúde e pelos profissionais de saúde. Transformamos tudo isso em informações. As queixas registradas em uma urna do serviço de ouvidoria de uma unidade de saúde expressam as interpretações das informações produzidas pelo corpo. Cada comunidade assistida por uma unidade de saúde tem seu universo de sentidos e cada membro dessa comunidade apropria-se diferentemente dos elementos que o constituem, segundo as experiências vividas e a sensibilidade de cada pessoa.

A Sociologia como disciplina pode elaborar delineamentos de pesquisas que se debrucem sobre as intervenções médicas e seus efeitos sobre a corporeidade, em instituições tanto privadas quanto públicas, e nos apresentar os diversos valores que as pessoas atribuem aos serviços de saúde, bem como aos profissionais que ali trabalham (Amzat; Razum, 2014b; Cogburn, 2019; Harnett, 2021).

Diferentemente dos outros animais, que para sobreviverem recorrem a um conjunto de instintos natos, o ser humano teve que recorrer à técnica para sobreviver. Sem o emprego da técnica, a vida humana não se manteria (Galimberti, 2006). Essa carência humana de instintos fez e faz o ser humano modificar o mundo em que vive, adaptando-o às suas necessidades. O mundo é, de certa forma, a expressão de sua corporeidade, logo, de sua consciência. Não estaríamos exagerando se afirmássemos que os procedimentos de diagnóstico de doenças e de intervenções em busca de soluções constituem um elo que liga o corpo ao mundo.

Em sua obra *A morte de Ivan Ilitch*, Lev Tolstói (2009) apresenta a doença como um outro do corpo, de natureza diversa, que leva Ivan a enfrentar tensões e conflitos. A doença se materializa em situações concretas da vida, do quotidiano. Só que, diferentemente da saúde, a doença, condição oposta, é independente e resiste às tentativas de cura. Ivan Ilitch não ressignifica sua nova condição, de modo que a ansiedade e o cansaço lhe corroem. O corpo tornou-se obstáculo para que Ilitch se socialize. Aliás, Ivan encontra-se exilado. A doença lhe impõe, de maneira autoritária, uma condição insuportável que faz o leitor desejar-lhe a morte. Ivan e o corpo estão se desintegrando. Ivan é o seu corpo.

Um dos ensinamentos que nos traz a sociologia é a compreensão de que a concepção que temos da doença depende, e muito, do ambiente em que ela se encontra. Ivan Ilitch formulou questões sobre a sua doença com o auxílio ou interferência do espaço em que ele se constituiu, com habilidades que lhe permitiram agir como agiu diante do adoecimento.

Tolstói não tinha como objetivo apresentar a doença sob a perspectiva da medicina. Para ele, essa perspectiva não é relevante. O que para ele é importante são as práticas dos personagens. A doença é uma construção social, fruto das relações das pessoas entre si e em seu entorno; é feita por uma série de atores heterogêneos.

Quando a saúde se tornou um direito e sua promoção e manutenção passaram a compor o orçamento do Estado, instalou-se oficialmente, na metade do século XX, uma economia que Foucault denominou *economia política da medicina* (Foucault, 2010). Quando empregamos a expressão *oficialmente*, referimo-nos a um orçamento destinado aos custos com a promoção da saúde em determinada nação. Aqui podemos mencionar a saúde aparecendo na Constituição de muitos países, a confecção de uma legislação regulamentando esse orçamento etc.

O que vamos encontrar desde o final do século XVII é o surgimento de disciplinas no campo da saúde. Primeiramente, teremos a Medicina e a Farmácia, e na sequência, a Enfermagem, a Odontologia e as demais. Em todo o caso, essas disciplinas aparecem por uma exigência econômica, motivadas por interesses do mercado. Quando a peste atingiu Londres no século XVII, médicos e farmacêuticos rivalizaram em torno do lucro, já que os farmacêuticos não cobravam tão alto por suas consultas como os médicos, além de que manipulavam e comercializavam seus produtos (Muñoz, 2014). A Sociedade Real de Medicina na Inglaterra surgiu justamente como uma maneira de resistir ao exercício da medicina por parte de outros profissionais (Hunting, 2005). É verdade que a peste favoreceu a visibilidade dessas práticas, mas foram problemas econômicos, questões fiscais, que motivaram a organização do exercício da medicina.

A medicina contemporânea tem profundas relações com problemas econômicos. Historicamente, o crescimento econômico de uma nação traz melhorias nas condições de saúde de sua população, e isso se verifica por meio de três importantes setores: 1) melhoria na infraestrutura de saúde pública (exemplos:

saneamento, abastecimento de água potável, higienização, habitação); 2) disponibilização de alimentos saudáveis; 3) disponibilização de tecnologias sanitárias seguras e eficazes (exemplos: medicamentos, vacinas, melhores exames de diagnóstico).

Existe, sim, uma associação entre saúde e acesso a bens financeiros. Pessoas em condição de desnutrição são extremamente vulneráveis às infecções e tendem a morrer precocemente. Recém-nascidos de famílias pobres têm maiores chances de baixo peso ao nascerem. É evidente a necessidade de se recorrer à medicina para a manutenção de um corpo social funcional.

Somente um corpo saudável pode produzir e consumir bens e serviços. A saúde tornou-se, portanto, objeto de consumo e de lucro. Ela é objeto de consumo, sobretudo para indivíduos portadores de diagnóstico de doenças crônicas ou candidatos a adoecerem. É também objeto de lucro, já que as tecnologias de saúde são prescritas e comercializadas. A indústria farmacêutica, por exemplo, é uma das que mais lucram com a produção de medicamentos. Mas temos, igualmente, as redes de drogarias e as clínicas e hospitais privados.

O mercado trouxe para dentro dele o corpo humano, sob duas condições. **Na condição de produtor**. E aqui temos a força de trabalho desse corpo sendo comprada pelo mercado. **Na condição de consumidor**. O corpo humano consome. Somos todos consumidores. A saúde tornou-se um artefato a ser consumido na medida em que se tornou uma condição para inclusão. Corpo e saúde foram introduzidos num sistema econômico (Smith, 1999; Svalastog et al., 2017). Doravante, a qualidade de vida, ou o estado de saúde, será avaliada à luz da capacidade que tem esse corpo em consumir. Os cientistas da Economia da Saúde têm estudado a relação entre consumo e saúde (Miracolo et al., 2021; Sun et al., 2021). Essa é mais uma das importantes disciplinas colaboradoras para o campo da saúde coletiva.

Uma das perguntas que vem dessa disciplina é: "Como a riqueza pode melhorar a saúde enquanto em alguns países com economias em desaceleração tem sido observada uma redução na mortalidade?" (Frakt, 2018, p. 1187, tradução nossa). Acontece que a relação entre as condições econômicas e a saúde depende do contexto, pode variar ao longo do tempo e pode ser diferente no curto e no longo prazo. As variações culturais, como tipos de alimentos consumidos, renda familiar e educação, influenciam a relação entre as pessoas e o consumo de serviços e produtos sanitários (Foucault, 2010). Temos, assim, um paradoxo, ou seja: um crescimento de consumo não está associado diretamente a uma melhora da qualidade de vida ou de um estado de saúde. Sabemos que a obesidade se tornou um grave problema de saúde pública, e um dos fatores desencadeadores da obesidade é o consumo de alimentos industrializados. Todavia, é sabido que a saúde, embora tenha se tornado um direito, apresenta uma profunda desigualdade em seu acesso. Questionamentos aos gestores de saúde, bem como as profissionais desse campo, sobre o que se tem feito em prol da saúde pública com o lucro obtido do consumo dos bens e serviços de saúde, seriam bastante úteis (Institute of Medicine, 1986).

A indústria farmacêutica é sustentada pelo financiamento da sociedade em saúde (Schott et al., 2010). No SUS, por exemplo, a lista de medicamentos essenciais é custeada pelas três esferas governamentais (Brasil, 2000b). Ao prescreverem medicamentos, os profissionais de saúde se constituem intermediários entre a indústria farmacêutica e o cliente. Por isso assistimos propagandas de medicamentos em todos os níveis sociais, por meio de todos os recursos digitais disponibilizados. A história humana foi marcada definitivamente pela medicalização da sociedade. A medicina integra um sistema econômico, e, portanto, é fundamental que sejam trazidos à luz os vínculos entre a saúde, a economia e a sociedade. Pensamos que seja essa uma das colaborações das ciências econômicas para a saúde coletiva.

Para saber mais

EU, Pierre Rivière, que degolei minha mãe, minha irmã e meu irmão. Direção: Renné Allio. França: [s. n.], 1976. 124 min.

Esse documentário é muito importante, pois mostra a aproximação entre a medicina e o direito, com o objetivo de solucionar um problema de saúde pública. Teve a participação colaborativa de Michel Foucault e demonstra o quanto a filosofia, a história e a sociologia podem, como disciplinas, colaborar na saúde coletiva.

Síntese

A desconfiança que atualmente paira sobre a importância das ciências sociais foi desencadeada pelo cenário político e econômico no qual prevalecem abordagens biomédicas para o enfrentamento dos problemas de saúde. Um dos sinais dessa incredulidade é a redução de orçamentos destinados às atividades de ensino e pesquisa no campo das ciências sociais.

Uma ciência social é aquela que se ocupa do ser humano, distinguindo-se das ciências humanas pela técnica que emprega. As ciências sociais são compostas pelas seguintes disciplinas: antropologia, sociologia, economia, ciência política, história, geografia, entre outras. Essas disciplinas se ocupam do ser humano, seja em sua individualidade, seja em comunidades e em sociedades. A saúde coletiva, que compreende a saúde como uma condição complexa, sofre os efeitos da crise do modelo tecnicista que interpreta a saúde como uma condição, predominantemente resultado do desequilíbrio biológico. Centralizado na doença, o modelo hegemônico reduz a complexa determinação social da saúde. A medicalização da vida humana é a expressão desse modelo.

As ciências sociais colaboram para a saúde coletiva. A antropologia tem uma enorme potencialidade em auxiliar pesquisadores da saúde coletiva, fornecendo-lhes instrumentos e técnicas de obtenção de dados e, consequentemente, auxiliando na elaboração de medidas pelas quais a saúde e o bem-estar de uma população possam ser protegidos. A análise histórico-filosófica de Foucault sobre a saúde coletiva demonstra que disciplinas como filosofia, história e sociologia podem auxiliar profissionais e pesquisadores da saúde coletiva na adoção de outras lentes, com as quais as intervenções do Estado sobre o corpo podem ser problematizadas. Outro fenômeno que pode ser discutido com o auxílio das ciências sociais é a medicalização da existência, cuja principal característica é o estabelecimento de uma sociedade governada por uma racionalidade normalizante, num perpétuo juízo de valor acerca do que é normal e anormal. E quando problemas não médicos passam a ser concebidos e tratados como problemas médicos, verifica-se um desvio, com profundas consequências sociais. A patologização das diferenças humanas tem causado importantes efeitos políticos e econômicos. A literatura sociológica precisa ser visitada, afinal, a existência é corporal. A relação do homem com o mundo se dá no corpo, e a sociologia, debruçando-se sobre esse lugar, nos oferece interpretações sobre os movimentos do homem imerso em culturas e lógicas. Por fim, a relação entre a medicina contemporânea e a economia pode ser igualmente debatida à luz das ciências sociais, particularmente quando, hoje, a saúde se converteu em bem de consumo.

Questões para revisão

1. Qual a importância da antropologia para a saúde?

2. Quais as implicações econômicas de a saúde ter sido considerada um direito de todos e um dever do Estado?

3. Marque a opção **incorreta**:
   a) *História da loucura na Idade Clássica* foi uma das mais importantes obras do historiador e filósofo francês Michel Foucault. Publicada em 1961, nela, Foucault inaugurou um novo estilo para um historiador, problematizando questões do campo médico, como o da loucura.
   b) A medicina atualmente atende demandas, em sua maioria, que não são apresentadas pelos doentes, ou seja, as doenças não são os únicos objetos de ocupação da medicina.
   c) Assim como os demais animais, o ser humano necessita somente de seus instintos para sobreviver, sendo as tecnologias sanitárias o resultado dos conflitos afetivos e psíquicos que ele experimenta em sua condição sadia.
   d) A antropologia é uma disciplina que pode colaborar com a saúde coletiva.

4. Sobre a importância da antropologia para a saúde coletiva, indique se as alternativas a seguir são falsas (F) ou verdadeiras (V):
   ( ) Auxilia na conceitualização e enquadramento da doença.
   ( ) Auxilia no reconhecimento dos determinantes sociais em saúde.
   ( ) Auxilia no fornecimento de respostas a problemas de saúde pública.
   ( ) Todas as expressões mencionadas nas opções anteriores não podem ser atribuídas à antropologia.

Agora, assinale a alternativa que corresponde à sequência obtida:

a) F, V, V, F.
b) F, F, F, V.
c) V, V, V, F.
d) F, F, V, V.

5. Indique se as afirmativas a seguir são falsas (F) ou verdadeiras (V):

( ) Em sua obra *A morte de Ivan Ilitch*, Lev Tolstói apresenta a doença como um evento clínico.

( ) Quando a saúde se tornou um direito, compondo o orçamento do Estado, instalou-se uma economia política da medicina.

( ) A medicina, assim como a geografia, não tem nenhuma relação com problemas econômicos.

( ) Com a expansão dos efeitos da medicina sobre a sociedade, é pouco provável que se saia da medicalização sem o abandono do saber médico.

Agora, assinale a alternativa que corresponde à sequência obtida:

a) F, V, V, V.
b) F, F, F, F.
c) F, V, F, V.
d) F, F, F, V.

Questões para reflexão

1. Como a riqueza pode melhorar a saúde se em alguns países com economias em desaceleração tem sido observada uma redução na mortalidade?
2. No Brasil, o que tem sido feito em prol da saúde pública com o lucro obtido do consumo dos bens e serviços de saúde?
3. Cite cinco benefícios das ciências sociais para a saúde coletiva.
4. Que fenômenos urbanos você conhece que se encontram sob efeitos de regulamentos criados pelo saber médico?
5. Qual é a importância da resistência antimicrobiana para a sociologia?

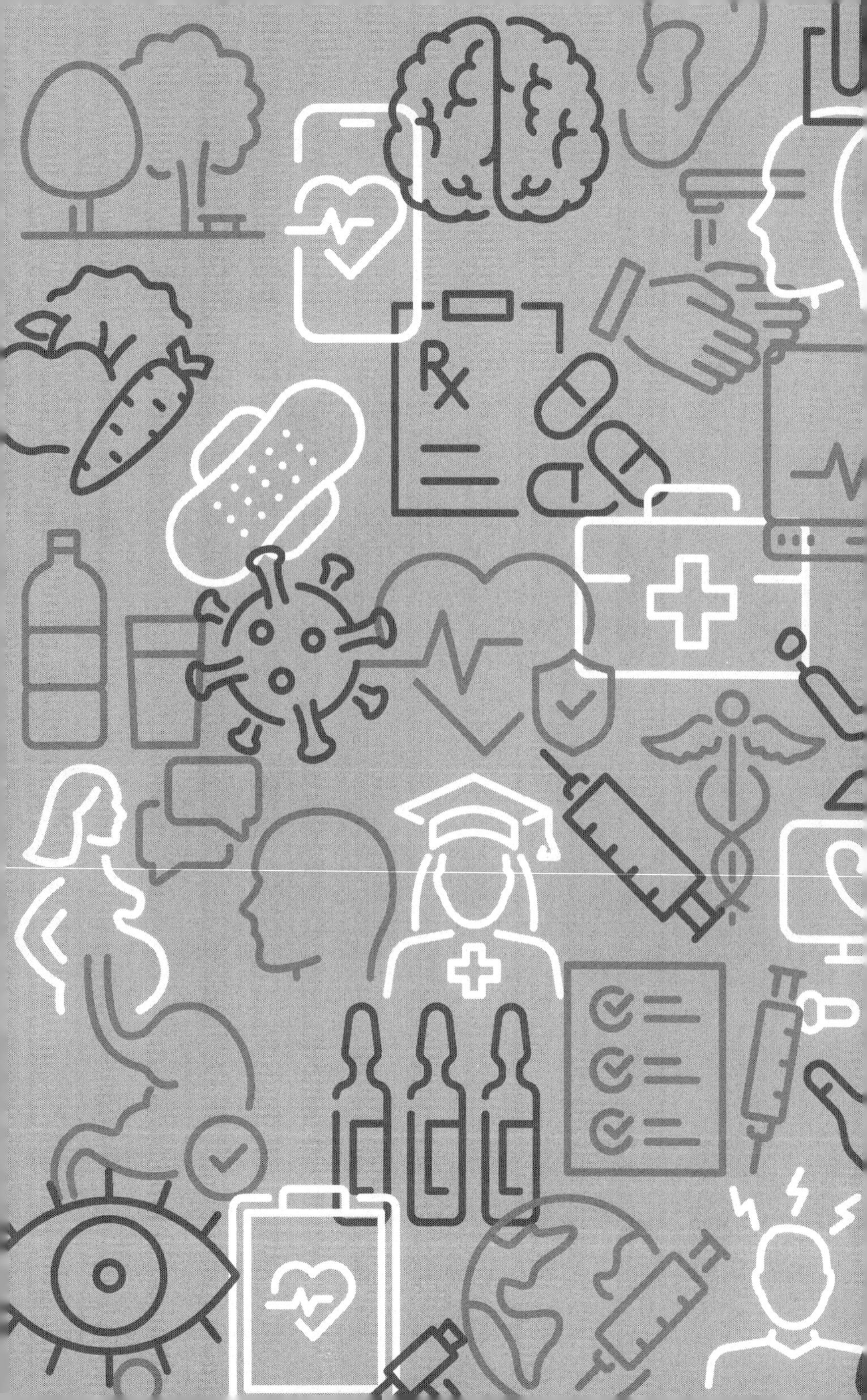
Rx

Capítulo 4

Gestão, governança e sustentabilidade em saúde

Neste capítulo, veremos os conceitos de gestão em saúde e de governança em saúde. Saberemos que ambos têm significados diferentes. Abordaremos, também, o conceito de sustentabilidade e sua importância para o campo da saúde. Compreenderemos de que maneira ocorrem os processos de gestão e de governança no Sistema Único de Saúde (SUS) e como os desafios para a sustentabilidade nos sistemas de saúde tornaram possível o estabelecimento do conceito de saúde única. Discutiremos, igualmente, a intrínseca relação entre biopolítica e sistemas de saúde.

Após a leitura deste capítulo, você estará apto a conceituar o que é gestão em saúde, governança em saúde, sustentabilidade em saúde, biopolítica e saúde única. Você será capaz de compreender como ocorre a gestão do SUS, bem como conceituar conselho de saúde e conferência de saúde. Você também estará apto a elencar as atribuições dos conselhos de saúde e a importância das conferências de saúde no Brasil. Ao estudar este capítulo, você reconhecerá as principais medidas adotadas por algumas nações para a promoção da saúde global e estará apto a problematizar tais medidas.

4.1 Os conceitos de gestão, governança e sustentabilidade em saúde

Uma das maiores conquistas da Reforma Sanitária no Brasil foi o reconhecimento da saúde como um direito universal, prerrogativa para o processo de construção do Sistema Único de Saúde (SUS). A Constituição Federal do Brasil de 1988 (Brasil, 2016) apresenta a saúde como um direito de todos os cidadãos e como uma atribuição do Estado. É o Estado brasileiro que tem o dever de organizar um sistema que garanta o acesso **universal**, **integral** e **equitativo** aos serviços de saúde (Paim et al., 2011). Entretanto, tal responsabilidade constitui um dos mais complexos desafios para o Estado, de modo que, ao longo de toda a existência do SUS, têm sido elaborados dispositivos político-normativos que definem atribuições e parâmetros com o escopo de auxiliar as três esferas da União (federal, estadual e municipal) nas tomadas de decisões.

O processo de descentralização de recursos e de gestão no âmbito do SUS levou à criação e ao estabelecimento de comissões intergestoras, tendo como objetivo a articulação de decisões que incidem sobre a organização do sistema público de saúde. O Brasil conta com um modelo de gestão em saúde em que diversos atores se encontram implicados na manutenção desse sistema. No SUS, os conselhos e as conferências de saúde são um exercício formal de participação da comunidade na construção das políticas de saúde (Brasil, 2014).

Com a Lei n. 8.142, de 28 de dezembro de 1990 (Brasil, 1990c), os conselhos e as conferências de saúde tornaram-se espaços abertos para a participação da sociedade civil no planejamento e gestão das políticas de saúde, um marco importante para a democratização do SUS. Conselhos e conferências tornaram-se, no decorrer dessas últimas três décadas, atores imprescindíveis na formulação de políticas de saúde que atendam às demandas da sociedade brasileira. Trata-se de instâncias geradoras de estratégias para fazer cumprir, avaliar e controlar a execução dessas políticas pelo Poder Executivo (Silva; Lima, 2021).

Na literatura científica, é possível encontrar importantes discussões em torno da qualificação desses espaços (conselhos e conferências de saúde) para a afirmação do direito à saúde.

Trata-se de espaços atravessados por diferentes interesses, e os conflitos ali evidenciados refletem as potencialidades e limitações dessas instâncias (Farias Filho; Silva; Mathis, 2014; Pinto et al., 2019; Silva; Lima, 2021). Se olharmos, por exemplo, para algumas políticas específicas de saúde, como a Política Nacional de Saúde Mental (Almeida, 2019), perceberemos que órgãos colegiados têm suas considerações dispensadas. Não temos a pretensão nem a competência de esgotar o debate teórico acerca da gestão dos sistemas de saúde, mas objetivamos apresentar algumas perspectivas adotadas no processo de governança dos sistemas de saúde.

Atualmente, a Organização Mundial da Saúde (OMS) experimenta um grave estresse financeiro. A precária situação econômica da OMS gerou profundos debates e diversas propostas foram apresentadas na tentativa de remediar o problema financeiro dessa organização, já que tal problema compromete a liderança na governança global da saúde (Reddy; Mazhar; Lencucha, 2018). A crise da OMS é reflexo da relutância de importantes Estados-membros em contribuir com essa organização, mas ela igualmente está associada à economia política presente em cada nação e aos compromissos dessas nações com a sustentabilidade dos sistemas de saúde.

4.1.1 O que é gestão em saúde?

A gestão em saúde é uma temática bastante complexa e, a depender do contexto em que seja concebida, seu significado sofre variações. Segundo Kruk et al. (2018, p. e1196, tradução nossa), "A melhoria da qualidade deve ser um componente essencial [...] Os governos deveriam começar a estabelecer uma garantia nacional de qualidade para os serviços de saúde". Para Aggarwal, Aeran e Rathee (2019, p. 180, tradução nossa):

> A gestão da qualidade na saúde é um requisito crítico no setor da saúde. Os princípios da qualidade têm estado implícitos nos cuidados de saúde. Contudo, a qualidade não é um atributo físico do serviço. A utilização do termo "Serviço de Cuidados de Saúde" em vez de "Assistência Médica" define ainda mais o campo e coloca-o como uma entidade que pode ser avaliada, monitorizada e melhorada. Um sistema de saúde de qualidade pode ser definido como "aquele que é acessível, apropriado, disponível, eficaz, eficiente, integrado, seguro e relacionado ao paciente".

A gestão em saúde compreende o fornecimento de cuidados primários, secundários e terciários, ocorrendo igualmente fora dos estabelecimentos de saúde (Behera; Prasad; Shyambhavee, 2022). Os gestores de saúde, portanto, colaboram com pacientes ou grupos de pacientes, bem como com cuidadores formais e informais em saúde, formuladores de políticas, pesquisadores e produtores de insumos (Engle et al., 2021; Vanstone et al., 2023).

A gestão da saúde está centrada em três conceitos principais: eficácia, eficiência e equidade. Independentemente da categoria profissional que ocupa o cargo de gestor em saúde e da unidade de saúde administrada, as principais funções dos gestores de saúde são: planejamento, organização, gerenciamento de pessoal, controle, direção, avaliação de riscos e tomada de decisões. Tais funções convergem para a garantia da efetividade dos serviços em oferecer o melhor atendimento possível aos pacientes (El Taguri, 2008).

Ao pensarmos em gestão em saúde, devemos pensar num conjunto de ações. Trata-se de práticas adotadas, seja por um indivíduo objetivando sua melhoria do estado de saúde, seja por uma comunidade que pretende reduzir incidências e prevalências de doenças em seu território, por exemplo. Nesse caso, os cidadãos participam de iniciativas e de movimentos em defesa de seus direitos, bem como buscam participar na tomada de decisões políticas que afetam a saúde de sua comunidade. Mas quando pensarmos em gestores de saúde, o que devemos ter em mente é que se trata de pessoas liderando organizações, que trabalham em diferentes níveis de atenção com o objetivo de modificar os fatores que impactam o estado de saúde das pessoas. Dessa maneira, os gestores de saúde são formuladores diretos de políticas de saúde e tomadores de decisão. Dito isso, podemos afirmar que um sistema de saúde considerado de alto desempenho é aquele que conta com uma excelente gestão. Sendo assim, a falta de capacitação para gerenciar compromete a obtenção das metas e dos objetivos do sistema de saúde.

Em localidades em que poucos recursos financeiros são disponibilizados, uma gestão em saúde eficiente é essencial para atender às metas adotadas pelas políticas públicas locais. Não é incomum que profissionais de saúde, principalmente médicos, assumam as funções de gestão em saúde. As razões dessa escolha estão associadas ao fato de esses profissionais terem nível de escolaridade elevado e conhecimentos técnico e clínico relacionados aos serviços ofertados (Willis-Shattuck et al., 2008). Mas, em geral, os profissionais de saúde não têm formação para a gestão em saúde, além do mais, é comum encontrarmos profissionais de saúde assumindo o papel de gestores e exercendo simultaneamente sua prática profissional, o que inviabiliza o bom desempenho de ambas as funções.

Importante!

A gestão da saúde pode ser definida como o processo pelo qual se busca atingir os objetivos da saúde por meio de recursos humanos, financeiros e técnicos (Banaszak-Holl; Bradley; Nembhard, 2011). Esse processo envolve atividades de gestão estratégica e operacional, como gestão da cadeia de suprimentos, gestão de recursos humanos, gestão e melhoria do desempenho, gestão financeira e governança, sem as quais os recursos não podem ser efetivamente implantados para maximizar os resultados da saúde (Buchbinder; Shanks; Kite, 2020).

Nos Estados Unidos, por exemplo, a demanda por uma profissionalização da gestão para a saúde teve início no começo do século XX, quando o advento de anestésicos e dos primeiros antimicrobianos levaram as pessoas a buscar atendimento médico em hospitais. Com a crise econômica que atingiu esse país entre os anos de 1920 e 1930, as instituições prestadoras de serviços em saúde sentiram a necessidade de aplicar as habilidades das empresas no setor hospitalar. Nascia a indústria hospitalar. Em meio à chamada *Grande Depressão Americana*, Malcom Meacher, do setor hospitalar, escreveu o seguinte, no ano de 1932, no Boletim da Associação Americana de Hospitais (American Hospital Association):

> Quebra de estoque, falências de bancos, ativos congelados, lucros depreciados, benefícios diminuídos, juntamente com os reduzidos pagamentos pelos pacientes e os decrescentes ganhos departamentais e tudo o que vem depois disso, esgotaram o tesouro do hospital. Os curadores e executivos do hospital estão cambaleando sob a valente tentativa de manter os padrões adequados para garantir o atendimento seguro e eficiente de seus pacientes. (MacEachern, 1932, p. 58, tradução nossa)

Estava evidente que hospitais e clínicas não eram apenas instituições médicas, pois se tornaram, também, importantes empreendimentos sociais e comerciais (Stefanini, 1997). Tornava-se clara uma formação em administração na área da saúde. A demanda por uma especialidade em gestão em saúde foi impulsionada por diversos fatores (Linnander et al., 2017). No caso da Atenção Primária à Saúde (APS), a promoção da qualidade é igualmente fundamental. Sendo a porta de ingresso do indivíduo para o sistema de saúde, as unidades de APS requerem uma gestão de elevado nível para a efetividade dos cuidados ofertados.

No Brasil, em que o sistema de saúde tem como uma de suas características a descentralização de sua governança, a capacidade de responder às demandas da população requer habilidades para o controle de todos os recursos. A complexidade se acentua quando presenciamos a crescente introdução de financiamento de terceiros, o que demanda o monitoramento da qualidade dos serviços prestados e um esforço regulatório. Esses fatores geram uma demanda por competência gerencial e justificam uma profissionalização para o exercício da função.

4.1.2 O que é governança em saúde?

Ao pensarmos sobre o que seja governança, inevitavelmente nos defrontaremos com aspectos da filosofia da moral, visto que a governança deriva das regras e culturas de uma organização que fundamentam as diretrizes dos prestadores de serviços dos sistemas de saúde. As definições de governança geralmente são amplas e abrangentes.

Às vezes, a governança é chamada de *administração*, sendo concebida como uma gama de atividades relacionadas à direção e à confecção de normas estabelecidas pelos gestores, por aqueles que tomam decisões, na busca de alcançarem as proposições de uma política local de saúde. Chanturidze e Obermann (2016, p. 508, tradução nossa) entendem a governança como "toda a direção estabelecida por órgãos públicos com o objetivo de restringir, encorajar ou influenciar atos dos setores privados e públicos". Para o exercício da governança, há o estabelecimento de medidas regulatórias. Segundo Dwyer e Eagar (2008, p. 1, tradução nossa), a governança "é definida como estruturas e processos pelos quais o sistema de saúde é regulado, dirigido e controlado. Inclui as obrigações de administração – garantindo que o sistema seja bem sustentado para o futuro, bem como servindo às necessidades do presente".

Para Greer et al. (2016), o propósito da governança é garantir, por meio da adoção de regras e processos culturalmente estabelecidos, que as decisões tomadas sejam exercidas com transparência, responsabilidade, participação e integridade.

Todavia, se apresentássemos aqui todos os conceitos existentes sobre governança, seu benefício seria tão somente o da informação. O mais importante é que você saiba que tais concepções foram e são construídas a partir dos valores adotados pela sociedade ou pelas organizações sanitárias.

É preciso identificarmos e compararmos determinantes de governança, tais como a apropriação, a descentralização, a formalização de procedimentos e a participação das partes interessadas" e distingui-los "dos indicadores de desempenho da governança (por exemplo, se os procedimentos formais são implementados, se os trabalhadores cumprem as suas responsabilidades ou se as partes interessadas têm uma contribuição substancial nos processos de decisão. (Savedoff, 2011, p. 35, tradução nossa)

Independentemente do modelo de financiamento do sistema de saúde, o desafio público é o da aquisição racional de bens e de serviços, em outras palavras, é dever dos que exercem a governança a priorização do atendimento das necessidades dos usuários dos serviços de saúde, fornecendo respostas eficientes, de qualidade e equidade, de modo a permitir inovações nos processos de identificação dos problemas de saúde e nos tratamentos.

Na lógica neoliberal, é o mercado que orienta as práticas de cuidados em saúde, sendo o paciente concebido como um consumidor, um cliente que paga para ser tratado com eficiência. Nesse caso, os prestadores de serviços são pagos conforme seus desempenhos, segundo a qualidade do atendimento e a capacidade de redução de custos. Para isso são empregados instrumentos que mensuram a qualidade e os impactos dos serviços. Entretanto, tal lógica fragiliza a empatia e a dedicação do profissional de saúde, que são elementos insubstituíveis em condições de grande vulnerabilidade, e, dessa maneira, os resultados de saúde são negativamente afetados.

Certamente você já leu ou ouviu falar sobre a medicina "baseada em evidências". Esse conceito foi inaugurado por David Sackett (1996, p. 71, tradução nossa) como "o uso consciencioso, explícito e criterioso da melhor evidência atual na tomada de decisões sobre o cuidado individual dos pacientes". Pois bem, a ideia é que, no processo de governança, institua-se um debate sobre políticas de saúde que sejam baseadas em evidências, ou seja, políticas que façam emprego da melhor evidência disponível, nas necessidades dos pacientes e nas experiências clínicas, apoiadas por pesquisas adequadamente conduzidas sobre questões relevantes, cujos resultados sejam amplamente divulgados (Baicker; Chandra, 2017). Para Pfeffer e Sutton (2006), não existem muitas diferenças entre as tomadas de decisões gerenciais e clínicas. Entretanto, uma abordagem tão pragmática para a compreensão e o exercício da governança pode não ser aplicada. Um cenário em que a governança seja efetiva, em geral, é bastante complexo, pois na realidade ele é múltiplo e envolve diferentes atores em âmbitos diversos, tornando o pragmatismo algo bastante desafiador.

No Brasil, a legislação que normatiza os processos de governança do SUS incentiva e apoia a participação de organizações civis, como as associações de pacientes e de provedores. As experiências transcorridas e os instrumentos desenvolvidos no processo de governança desde a criação do SUS, em 1990, podem e devem ser compartilhadas, de maneira que os resultados em saúde sejam otimizados.

Chanturidze e Obermann (2016) chamam a atenção para a **boa governança**, tema adotado pelo Banco Mundial desde a década de 1990. Na **boa governança**, existe um equilíbrio entre o arcabouço normativo, que orienta a administração para a obtenção dos bons resultados, e o espaço reservado às manobras gerenciais diante dos eventos imprevisíveis. A **boa governança** traz a compreensão de que a cultura predominante de uma sociedade interfere diretamente na organização do sistema de saúde. Dessa maneira, a busca de um equilíbrio entre o emprego das evidências e a gestão dos efeitos culturais estabelece transparência e confiabilidade dos processos, bem como fortalece as estruturas e aprimora as tecnologias de trabalho.

4.1.3 O conceito de sustentabilidade em saúde e a sustentabilidade nos sistemas de saúde

Preste atenção!

A pandemia causada pelo coronavírus 2019 (covid-19) expôs o subfinanciamento dos sistemas de saúde em todo o mundo e a importância da sustentabilidade global. Tornaram-se evidentes as desigualdades e as limitações das nações em prevenir e responder grandes crises de saúde.

Podemos definir a sustentabilidade em saúde como a oferta de cuidados de elevada qualidade em saúde, de modo acessível e com mínimo impacto ambiental, sem comprometimento da saúde das futuras gerações (Buffoli et al., 2013; Marimuthu; Paulose, 2016).

Para o sistema de saúde, particularmente para os que exercem a governança, a sustentabilidade é um tema muito importante. Em geral, diante da escassez de recursos naturais, o termo *sustentabilidade* está vinculado à degradação ambiental. Todavia, seu significado pode ser relacionado ao bem-estar dos pacientes, da comunidade e dos profissionais de saúde. Uma estrutura sustentável pode ser definida como "aquela que garante a preservação dos recursos, sob as perspectivas ecológica, social e econômica e atende aos interesses das diferentes partes interessadas" (Molero et al., 2021, p. 139, tradução nossa).

Sabemos que as unidades de saúde, nos diferentes níveis de atenção, têm como objetivo a oferta de cuidados que promovam a saúde pública, todavia, elas podem impactar de modo negativo o ambiente, interferindo na saúde dos seres humanos e dos demais seres vivos (Lenzen et al., 2020). Portanto, a temática da sustentabilidade, para os serviços de saúde, é fundamental para o desempenho das funções dessas unidades e para o não comprometimento dos benefícios das ações de saúde que esses serviços realizam (Kruk et al., 2018; Zurynski et al., 2022).

Uma das medidas bem exploradas envolvendo a sustentabilidade dos serviços de saúde é o gerenciamento de resíduos sólidos e o monitoramento da poluição provocada pelos resíduos produzidos. Wei et al. (2021) demonstraram como o lixo hospitalar é uma importante fonte de contaminação ambiental. Grignet et al. (2022) sinalizaram como medicamentos e seus metabólitos afetam negativamente todo o ecossistema.

Estudos já demonstraram como os prestadores de serviços, por conta de suas ações rotineiras, impactam a economia local e nacional. Em 2015, a despesa média europeia com cuidados de saúde representou 8,43% do PIB – Produto Interno Bruto (Jagrič et al., 2021). Em 2018, os gastos totais com saúde nos Estados Unidos subiram para US$ 3,6 trilhões, ou US$ 11.172 por pessoa. A segunda e terceira nações com maiores gastos – Suíça e Noruega – gastaram US$ 7.317 e US$ 6.187 por pessoa em saúde, respectivamente (McCullough et al., 2020).

No Brasil, as despesas com saúde somaram R$ 711,4 bilhões em 2019, o equivalente a 9,6% do PIB daquele ano (IBGE, 2022). Somando-se a esses gastos existem aqueles ocasionados sobre os efeitos desses serviços sobre o ambiente. Segundo Lenzen et al. (2020), os cuidados de saúde no mundo, a depender do indicador considerado, impactam negativamente o ambiente, de modo a provocar gastos que variam de 1% e 5% do orçamento global, e, em algumas nações, esse gasto chega a ser superior a 5%. Desse modo, quando falamos de sustentabilidade, é essencial para as instituições de saúde a presença de uma equipe multidisciplinar que se ocupe desses aspectos mencionados. Os principais elementos impactantes são: o excessivo uso de água, a poluição atmosférica, a contaminação da água por nitrogênio reativo e a emissão de gases potencializadores do efeito estufa.

Relatórios produzidos sinalizam que as organizações de saúde e seus fornecedores (diretos e indiretos) têm responsabilidades sobre os números de óbitos relacionados a fatores ambientais (WHO, 2017; Watts et al., 2019). Os estudos realizados apontam profundas diferenças entre os países de alta e baixa renda no que se refere ao enfrentamento dos problemas de saúde e de como essas diferenças se encontram relacionadas ao impacto ambiental. Na análise realizada por Lenzen et al. (2020) constata-se que, embora os gastos com saúde *per capita* (por pessoa) seja pequeno nos países pobres, as despesas com saúde oriundas dos efeitos ambientais são elevadas.

Paterson et al. (2014) e Corvalan et al. (2020) fizeram importantes considerações sobre como os profissionais e gestores de saúde podem colaborar para a sustentabilidade em saúde. Para Paterson et al. (2014), os estabelecimentos de saúde necessitam se adequar às mudanças climáticas, desenvolver e empregar ferramentas que os permitam identificar e avaliar fatores de riscos, bem como aprimorar programas de gerenciamento dos processos e fortalecer a participação da comunidade no enfrentamento dos problemas oriundos das mudanças climáticas. É fundamental que, nos processos de trabalho nas unidades de saúde, sejam adotadas medidas ambientalmente sustentáveis. Os gestores de saúde devem empregar esforços no desenvolvimento de protocolos de práticas sustentáveis e de instrumentos de monitoramento das ações em saúde.

Para Corvalan et al. (2020), as unidades de saúde constituem a primeira e a última linha de defesa contra os impactos das alterações climáticas. Produzindo contaminantes ambientais (infecciosos, tóxicos ou radioativos), as unidades de saúde ameaçam a vida das pessoas. Mas também ofertam cuidados às pessoas prejudicadas pelas alterações ambientais. Estamos diante de um paradoxo, já que um mesmo estabelecimento promove o tratamento de problemas desencadeados por ele próprio. Justifica-se assim como urgente uma força de trabalho informada e treinada para enfrentar tais desafios ambientais. Minimizá-los ao máximo possível deve ser uma prioridade para que, desse modo, seja consolidada uma sustentabilidade ambiental. Lenzen et al. (2020) sugerem que os sistemas de saúde devem adaptar seus atuais modelos de prestação de cuidados de saúde aos impactos ambientais já existentes.

4.2 A gestão do SUS

O financiamento do SUS é uma responsabilidade comum dos três níveis de governo. Sem o financiamento da saúde não haverá progresso no atendimento ao direito universal à saúde. Infelizmente, ainda hoje, centenas de pessoas não têm acesso a serviços de saúde devido ao elevado custo. Alguns, mesmo pagando do próprio bolso, recebem serviços de qualidade duvidosa.

> O SUS, por definição constitucional, é um sistema público, nacional e de caráter universal, baseado na concepção de saúde como direito de cidadania e nas diretrizes organizativas de: descentralização, com comando único em cada esfera de governo; integralidade do atendimento; e participação da comunidade. A implantação do SUS não é facultativa e as respectivas responsabilidades de seus gestores – federal, estaduais e municipais – não podem ser delegadas. O SUS é uma obrigação legalmente estabelecida. (Brasil, 2003, p. 20)

O sistema de saúde brasileiro é financiado com impostos e contribuições sociais arrecadadas e repassadas pelas esferas federal, estadual e municipal. O SUS presta sua assistência à população brasileira por meio de uma rede descentralizada e de contratos com prestadores privados. O SUS gerencia o setor público, sendo que o setor privado integra um sistema de regimes conhecido como *saúde suplementar*, que é financiado por medicina de grupo, cooperativas médicas e planos de seguro individual (Montekio; Medina; Aquino, 2011).

Embora exista uma enorme heterogeneidade geográfica e populacional entre estados e municípios brasileiros, bem como entre indicadores socioeconômicos, todos os municípios gozam da mesma condição legal. O Brasil tem 438 regiões de saúde (Brasil, 2020). O mercado internacional olha para o Brasil com bastante entusiasmo, considerando que é o maior mercado de saúde na América Latina, em que quase 10% de seu PIB é gasto com saúde e aproximadamente 65% de seus hospitais são privados (Dowbor, 2022). O SUS, entretanto, é o principal provedor dos serviços para quase 70% da população brasileira (Fiocruz, 2012). Além de realizar diagnósticos e fornecer tratamentos médicos, o SUS fornece medicamentos gratuitamente para doenças crônicas e infecciosas, promove programas nacionais de imunização e vem incorporando progressivamente Práticas Integrativas e Complementares (PICs) na rede pública, principalmente na esfera municipal.

No SUS, o processo de gestão ocorre com a participação da comunidade, ou seja, a gestão se molda sob um controle social. Dessa maneira, os serviços e as ações desenvolvidos no e pelo sistema de saúde devem convergir em direção aos interesses da comunidade, por isso o gestor deve tomar suas decisões a partir do conhecimento que tem da comunidade. Sob a perspectiva do controle social, a relação entre Estado e comunidade é dinâmica.

Cabe ao Estado a execução das ações e, aos conselhos, a fiscalização dessas ações. Entre as principais atribuições dos conselhos de saúde, estabelecidas por legislação federal, mencionamos (Brasil, 1990a, 1990b):

- A maioria dos usuários desconhece seus princípios do SUS, os processos de trabalho dos profissionais de saúde e ignora a importância da própria participação na gestão dos serviços ofertados. Na realidade, muitos desconhecem a existência de conselhos de saúde e a importância destes para o processo de gestão e governança. Dessa maneira, é fundamental que os conselhos de saúde mobilizem a sociedade, para que, assim, esta reconheça a importância desses conselhos de saúde no processo de gestão e governança em saúde.
- As diretrizes aprovadas nas conferências nacionais de saúde são normas a serem promulgadas e seguidas por todos os atores que compõem o sistema de saúde. É papel dos conselhos municipais e estaduais de saúde o estabelecimento do modo como essas diretrizes serão efetivadas, bem como o de fiscalizar seus cumprimentos.
- Cada esfera de governo (municipal, estadual e federal) deve elaborar seu plano de saúde, ou seja, um instrumento em que se encontram presentes os compromissos para o campo da saúde. Um plano de saúde é o instrumento central para a definição e implementação daqueles compromissos nos quatro anos de governança. É papel do conselho de saúde estabelecer diretrizes para a elaboração desses planos de saúde e sobre elas deliberarem, bem como o de revisá-las periodicamente.
- A gestão de um sistema de saúde não pode ser efetiva sem uma articulação de sua gestão com as demais instâncias de gestão do ente federativo. A gestão do SUS precisa ser acompanhada

não somente pelos conselhos de saúde. É importante que os conselhos de saúde se articulem com os demais colegiados de monitoramento e execução de setores, como: educação, segurança pública, seguridade social, trabalho, meio ambiente, agricultura, entre outros. Essa articulação auxiliará os conselhos de saúde no estabelecimento de estratégias de acompanhamento da gestão do SUS.

- Um dos maiores desafios para os conselheiros de saúde, sobretudo para os que representam a comunidade, é o de colaborar efetivamente na definição de critérios de qualidade e resolutividade em saúde. A razão dessa dificuldade encontra-se na incipiente formação técnica de seus representantes. Quando se considera os avanços científicos e tecnológicos na área da saúde e a necessidade de habilidades para o exercício de avaliação tecnológica em saúde, verifica-se que o dever de propor critérios definidores acaba sendo parcialmente exercido. É justificável a capacitação de conselheiros para o exercício de suas funções. Deliberar sobre programas de saúde e aprovar projetos para serem encaminhados ao Poder Executivo requer capacitação técnica e intelectual.
- Quando você pensar na implantação de uma unidade prestadora de serviços de saúde no SUS, sua natureza e localização, saiba: é o conselho de saúde que tem o dever de estabelecer os critérios para essas escolhas. **É papel do conselho de saúde avaliar a organização e o funcionamento de todo o sistema de saúde do SUS**.
- Nos planos de saúde que mencionamos deve estar explicitada a natureza dos contratos e dos convênios a serem estabelecidos com os provedores de serviços, insumos e equipamentos. Pois bem, é função dos conselhos de saúde avaliar e deliberar sobre eles.

Importante!

> As **Conferências de Saúde** são instâncias colegiadas, de caráter consultivo, que possibilitam o exercício do controle social no âmbito do poder executivo, tendo como objetivo avaliar a situação de saúde e propor as diretrizes da política de saúde em cada nível de governo, constituindo-se no mais importante fórum de participação ampla da população. Sua periodicidade deverá ser estabelecida pelos conselhos de saúde correspondentes, não devendo ultrapassar quatro anos. (Brasil, 2003, p. 54, grifo do original)

Participam das conferências de saúde os segmentos da área de saúde previstos na Lei n. 8.142/1990 os usuários, trabalhadores e gestores de saúde/prestadores de serviços, bem como todos os demais movimentos e instituições da sociedade, desde que atendam ao que dispõe o regimento de cada **conferência de saúde**.

> Os **Conselhos de Saúde** buscam participar da discussão das políticas de saúde tendo uma atuação independente do governo, embora façam parte de sua estrutura", neles são discutidos "os interesses dos diferentes segmentos sociais, possibilitando a negociação de propostas e o direcionamento de recursos para diferentes prioridades. (Brasil, 2003, p. 54, grifo do original)

Um Conselho deverá ser composto por representantes do governo, de trabalhadores de saúde, de prestadores de serviços de saúde e usuários e deve ter como premissa básica a paridade do número dos usuários em relação aos demais segmentos representados. Ou seja, 50% do número total de conselheiros será de

> representantes de usuários, enquanto que [sic] os outros 50% deverá ser composto por representantes dos demais segmentos, sendo 25% de trabalhadores de saúde e 25% restantes de governo, entidades ou instituições prestadores [sic] de serviços públicos, filantrópicos e privados. (Brasil, 2003, p. 57)

O Decreto n. 99.438, de 7 de agosto de 1990 (Brasil, 1990a) e a Lei n. 8.142/1990 são os dois principais instrumentos legais que amparam e direcionam as atividades dos Conselhos de Saúde no Brasil.

Importante!

Outras atribuições dos conselhos de saúde (Brasil, 2003, p. 55-56):

- Propor critérios para a programação e para a execução financeira e orçamentária dos Fundos de Saúde e acompanhar a movimentação e destinação dos recursos;
- Fiscalizar e controlar gastos e deliberar sobre critérios de movimentação de recursos da Saúde, incluindo o Fundo de Saúde e os transferidos e próprios do Município, Estado, Distrito Federal e da União;
- Analisar, discutir e aprovar o relatório de gestão com a prestação de contas e informações financeiras, repassado em tempo hábil aos conselheiros, acompanhado do devido assessoramento;
- Fiscalizar e acompanhar o desenvolvimento das ações e dos serviços de saúde e encaminhar denúncias aos respectivos órgãos, conforme legislação vigente;
- Examinar propostas e denúncias de irregularidades, responder no seu âmbito a consultas sobre assuntos pertinentes às

ações e aos serviços de saúde, bem como apreciar recursos a respeito das deliberações do Conselho nas suas respectivas instâncias;

- Estabelecer critérios para a determinação de periodicidade das conferências de saúde, propor sua convocação, estruturar sua comissão organizadora, submeter o respectivo regimento e programa ao Pleno do Conselho[1] correspondente, explicitando deveres e papéis dos conselheiros nas pré-conferências e conferências;
- Estimular articulação e intercâmbio entre os Conselhos e entidades governamentais e privadas, visando à promoção da Saúde;
- Estimular, apoiar e promover estudos e pesquisas sobre assuntos e temas na área da saúde, pertinentes ao desenvolvimento do Sistema Único de saúde;
- Estabelecer ações de informação, educação e comunicação em saúde e divulgar as funções e competências do Conselho, seus trabalhos e decisões por todos os meios de comunicação, incluindo informações sobre as agendas, datas e local das reuniões;
- Apoiar e promover a educação para o controle social – constará do conteúdo programático os fundamentos teóricos da saúde, a situação epidemiológica, a organização do SUS, a situação real de funcionamento dos serviços do SUS, as atividades e competências do Conselho, bem como a legislação do SUS, suas políticas de saúde, orçamento e financiamento;

1 Pleno do Conselho ou Plenário do Conselho, é um fórum deliberativo. Nele estão presentes a maioria de seus representantes, que deverão aprovar ou não as decisões.

- Aprovar, encaminhar e avaliar a política para os recursos humanos do SUS;
- Acompanhar a implementação das deliberações constantes do relatório das plenárias dos Conselhos.

4.3 A governança no SUS

No que se refere ao exercício da governança do sistema de saúde brasileiro, é o Ministério da Saúde (MS) que assume a coordenação nacional do SUS (Brasil, 2016; Morosini; Fonseca; Baptista, 2020). Aqui estão contempladas as ações de: planejamento, financiamento, desenvolvimento de políticas, auditoria e controle. O que cabe ao governo estadual é a coordenação de programas estratégicos (como a educação em saúde e o fornecimento de medicamentos de alto custo) e a prestação de serviços especializados (como o diagnóstico e tratamento de doenças infectocontagiosas). O que cabe aos municípios é a gestão do SUS na esfera local, coordenando programas e oferecendo cuidados em saúde.

A Constituição Federal de 1988 (art. 198, inciso III) e a Lei n. 8.080, de 19 de setembro de 1990 (Brasil, 1990) (art. 7º, inciso VIII) asseguram a participação da sociedade na gestão e governança do sistema de saúde, em todos os níveis de atenção (Brasil, 2016). Uma maneira de que isso se efetive são os conselhos de saúde e as conferências de saúde, realizadas a cada quatro anos (regulamentadas pela Lei 8.142/1990 (art. 1º – parágrafos 1 a 5). Nos conselhos e nas conferências, os usuários do sistema de saúde participam com 50% das vagas, e os gestores de saúde e os profissionais de saúde, com 25%, respectivamente. Você já sabe que nos conselhos de saúde e nas conferências de saúde é que são deliberadas as políticas públicas de saúde.

As normas e os protocolos que pautam as condutas dos profissionais de saúde e as dos gestores de saúde são instrumentos pelos quais esses atores são governados ou conduzidos. É ingênuo considerar o que foi estabelecido como uma construção espontânea dos atores presentes no campo sanitário. Uma consciência crítica busca identificar os eventos que tornaram possíveis a elaboração das normas e diretrizes que regulamentam a funcionalidade do SUS.

Se revisitarmos os acontecimentos históricos mencionados no Capítulo I deste livro, se examinarmos as relações estabelecidas entre Estado, medicina e sociedade, encontraremos um emaranhado de práticas e tecnologias nas quais está imerso o SUS. As agências financiadoras e reguladoras não cessam de ampliar mecanismos de monitoramento das políticas de saúde. A eficiência das instituições de saúde está voltada para o governo das condutas, estabelecendo para isso metas a serem alcançadas.

Vejamos, a seguir, três exemplos de processos e planos de saúde.

Em julho de 2016, o sistema nacional de saúde da Inglaterra estabeleceu as seguintes metas a serem atingidas em 2020: 1) reduzir a zero o número de intervenções especializadas do Ministério da Saúde (justificadas em unidades de saúde, em que são notificados problemas que comprometem a segurança dos usuários); 2) fazer com que dois terços dos provedores inspecionados operem em níveis elevados de qualidade; 3) fornecer suporte para a implantação de serviços hospitalares de sete dias; 4) implementar medidas de segurança do paciente em áreas prioritárias; 5) fornecer orientações e ferramentas para que os provedores ofereçam serviços seguros e de alta qualidade (NHS, 2016).

No dia 15 de dezembro de 2021, na página da *Harvard Bussiness Review*, Marc Harrison, após análise dos efeitos da pandemia de covid-19 sobre a saúde dos americanos e do modo como foi confrontada pelas instituições de saúde, elencou as cinco prioridades críticas para o sistema de saúde americano: 1) foco na melhoria da saúde; 2) combate as disparidades raciais; 3) expansão dos serviços de telessaúde e de hospitalização domiciliar; 4) construção de sistemas integrados de prestadores de cuidados; 5) adoção do cuidado como um valor (Harrison, 2021).

O Plano Nacional de Saúde no Brasil apresentou, para os anos de 2020-2023, os seguintes objetivos:

> 1. Promover a ampliação e a resolutividade das ações e serviços da atenção primária de forma integrada e planejada.
> 2. Promover a ampliação da oferta de serviços da atenção especializada com vista à qualificação do acesso e redução das desigualdades regionais.
> 3. Reduzir ou controlar a ocorrência de doenças e agravos passíveis de prevenção e controle.
> 4. Fomentar a produção do conhecimento científico, promovendo o acesso da população às tecnologias em saúde de forma equitativa, igualitária, progressiva e sustentável.
> 5. Promover ações que garantam e ampliem o acesso da população a medicamentos e insumos estratégicos, com qualidade, segurança, eficácia, em tempo oportuno, promovendo seu uso racional.
> 6. Fortalecer a proteção, promoção e recuperação da Saúde Indígena.
> 7. Aperfeiçoar a gestão do SUS, visando a garantia do acesso a bens e serviços de saúde equitativos e de qualidade. (Brasil, 2020, p. 136)

Mencionamos esses exemplos para ilustrar que estamos diante de uma racionalidade administrativa da vida humana, um dos objetivos da biopolítica (Ruiz, 2016). A busca da eficiência da gestão acaba por instrumentalizar a vida de todos com o objetivo de que os fins institucionais sejam atingidos. A população e o território por ela ocupado são objetos a serem governados, ambos foram construídos pelo discurso da economia política moderna. O paradoxo é que a mesma população que pode exercer o controle social do SUS (participando de conselhos de saúde de conferências, por exemplo), como uma manifestação de seu direito à saúde, é alvo de práticas de regulação, de gestão e de governo.

O exercício da governança do SUS tem como princípio o cuidado e como principal instrumento, o plano de saúde, empregando como técnica prioritária a modulação dos comportamentos. Quando falamos de cuidado, estamos pensando nas necessidades de saúde da população (Batista; Gonçalves, 2011).

A governança do SUS se verifica pela oferta de serviços de saúde, e o SUS oferece um amplo espectro de serviços gratuitos, tais como: serviços preventivos, incluindo imunizações; atendimento ambulatorial especializado em APS; cuidados hospitalares; assistência à maternidade; serviços de saúde mental; produtos farmacêuticos; fisioterapia; saúde bucal; optometria e outros cuidados com a visão; equipamentos médicos, incluindo cadeiras de rodas; aparelhos auditivos; atendimento domiciliar; transplante de órgãos; serviços de oncologia; diálise renal e hemoterapia (Queiroz et al., 2021). Acrescente-se ainda que o Brasil, pelo SUS, foi um dos primeiros países a oferecer gratuitamente medicamentos para o tratamento do HIV/Aids, isso a partir de 1996. A lista de medicamentos essenciais (Relação Nacional de Medicamentos Essenciais – Rename) contempla um vasto elenco de grupos farmacológicos com medicamentos de comprovada eficácia e segurança. Além disso, o Brasil conta com o programa Farmácia Popular do Brasil, que fornece contraceptivos, medicamentos gratuitos para hipertensão, diabetes e asma (Brasil, 2020).

Contudo, para o reconhecimento das necessidades de saúde de uma população, é necessário o uso de ferramentas de diagnóstico desenvolvidas pela saúde pública. No Brasil, o Banco de Dados do SUS, o Datasus, é o resultado de todo esforço empreendido na coleta, organização e sistematização de dados que possibilitam aos gestores e profissionais de saúde a tomada de melhores decisões para a promoção da saúde e prevenção dos principais agravos que acometem a população brasileira. Com base nas informações produzidas, é possível a elaboração de protocolos ou diretrizes para o diagnóstico e tratamento das principais doenças (Brasil, 2009).

A informação em saúde é uma ferramenta moduladora do comportamento (Ntoumanis et al., 2021). Sem ela, uma governança em saúde não se concretiza, e a cada dia observamos um intenso movimento nos registros de dados epidemiológicos, das práticas e das decisões em saúde. Não pretendemos aqui questionar a importância dos registros de dados e do aperfeiçoamento de suas análises, entretanto, queremos oferecer uma perspectiva crítica sobre essas questões, a qual apoia discussões já consolidadas no campo das ciências sociais.

4.4 A biopolítica e o sistema de saúde

O conceito de biopolítica encontra-se na pauta de inúmeras discussões na área da filosofia, do direito, da sociologia, da educação e da medicina. Trata-se de um conceito magnificamente problematizado pelo filósofo francês Michel Foucault. Outros pensadores, como Giorgio Agambem, Roberto Esposito e Antonio Negri, exploraram as considerações elaboradas por Foucault. Tomado primeiramente por Foucault, esse conceito foi bastante empregado pelos profissionais e pesquisadores do campo das ciências sociais e da saúde coletiva. Entretanto, o conceito de biopolítica foi concebido originalmente por Johan Rudolf Kjellén (1916), cientista político sueco, o qual tem como ideia principal de suas obras a de que o Estado é uma coisa viva – biológica. Em uma de suas obras, publicada em 1916, sob o título *Staten son Lisform*, é possível encontrar os fundamentos que mais tarde serviram à Foucault para desenvolver seus conceitos de biopoder e de biopolítica.

No primeiro volume do livro *História da sexualidade, – A vontade de saber*, especificamente no Capítulo V: "Direito de morte e poder sobre a vida", Foucault (1988) apresentou os conceitos de biopoder e biopolítica. Segundo Foucault (1988), foi a partir da metade do século XVIII que se formou uma modalidade de poder centrada num corpo populacional, num corpo que se inseriria na história, ou seja, uma modalidade de poder que se ocuparia com a vida da espécie humana no campo das técnicas políticas, um poder que colaborou para o desenvolvimento do capitalismo. Eis o que seria o **biopoder**.

E o que seria, pois, a **biopolítica**? Essa seria a maneira como se manifesta o biopoder, o modo como o Estado inclui os mecanismos da vida humana nos arcabouços gerenciais e administrativos por ele elaborados. Ao fazer isso, o Estado estabelece estratégias de controle que incidem sobre o corpo populacional, segundo seus interesses. Assim, quando uma população, presente em um determinado território, tem suas condições socioeconômicas e culturais avaliadas para futuras intervenções da Estratégia Saúde da Família (ESF), por exemplo, temos a biopolítica em movimento.

Entretanto, não é o Estado o principal agente a governar a vida biológica. Em suas análises, Michel Foucault demonstrou que o mercado exerce profundas e importantes interferências nos processos de gestão e governança das vidas. Nas intervenções governamentais sobre o campo da saúde incidem os efeitos dos interesses do mercado. É o mercado que estabelece metas a serem alcançadas pelas políticas de saúde das nações.

A saúde dos indivíduos e das populações não é objeto de ocupação somente do Estado e do mercado, pois estes se ocupam igualmente dos demais formatos de vidas. A saúde não é exclusivamente humana, ela insere-se na interface entre humano-animal-ambiente, de modo que, sem colaborações intersetoriais e internacionais, problemas, como pandemias, contaminações alimentares, resistência aos antimicrobianos, que afetam drasticamente a vida não seriam resolvidos, portanto, de modo geral, o bem-estar global não poderia ser alcançado.

Diversos fenômenos encontram-se sob o monitoramento da biopolítica. Olhemos para as migrações, para os campos de refugiados, para a produção imaterial, para a relação entre humanos e outros animais e as novas tecnologias e os efeitos de todos esses eventos sobre o que concebemos como saúde. A fronteira entre o público e o privado é cinzenta, quase inexistente. Trata-se de uma política da vida, com administração das populações, objetivando a manutenção de um sistema econômico neoliberal, produtor de corpos dóceis e rentáveis. Não podemos ignorar esse horizonte se pretendemos conhecer e compreender os significados de gestão, governança e sustentabilidade em saúde.

4.4.1 As mutações epistemológicas e o biopoder

Entre os séculos XVIII e o presente, importantes mudanças epistemológicas ocorreram no campo médico. A associação estabelecida entre a biologia e a patologia e o modo como tal associação se relaciona com a saúde dos indivíduos e das populações marcam o que denominamos *modelo biomédico tecnicista* (Foucault, 1980). Estávamos no que Foucault denominou *sociedade disciplinar*. Posteriormente, consolidando-se como nova modalidade de governo, uma biopolítica vai se ocupar do entrelaçamento entre centros de pesquisas e territórios com o objetivo de que os saberes produzidos lhe forneçam conhecimentos para a criação de instrumentos e técnicas que possibilitem ao Estado governar a vida humana. O rumo das decisões se assenta sobre uma racionalidade de Estado, resultante do entrelaçamento entre as instituições produtoras de saber e os espaços a serem normatizados e controlados. Falamos anteriormente neste capítulo sobre uma governança baseada em evidências. A governamentalidade deve ser assessorada continuamente por evidências, pois sem elas as regulamentações não têm credibilidade científica.

A racionalidade que governa, para Foucault (2001, p. 848, tradução nossa), trata-se de "fragmentos de realidades que induzem esses efeitos de real tão específicos que são aqueles da separação do verdadeiro e do falso na maneira pela qual os homens se 'dirigem', se 'governam', se 'conduzem' a si mesmos e aos outros", ou seja, é o conjunto de normas, diretrizes e protocolos que organizam as instituições de saúde, o modo como devem funcionar, como devem oferecer os cuidados de saúde, a maneira como são constituídos e distribuídos os espaços, e como deverão ser ocupados e por quem deverão ser ocupados, como serão regulados os comportamentos de todos os atores desse cenário, pois bem, e tudo isso com a finalidade de se modificar a realidade. É isso que podemos denominar *racionalidade de governo*, conceito a partir do qual Foucault pensou a biopolítica.

Observe, portanto, que os achados científicos e médicos no campo da saúde, que todos os seus discursos, tornam-se ferramentas. O pensamento torna-se técnico. Quando pensamos em governança não podemos reduzi-la somente aos registros e às análises de informação, temos que levar em consideração as práticas de intervenção. Autoridades de diversas disciplinas sanitárias buscam modelar, normalizar condutas e decisões a fim de que as metas estabelecidas pelas políticas de saúde sejam alcançadas. Trata-se de metas consideradas desejáveis, estabelecidas por outros.

Existe em andamento um extraordinário trabalho em transformar acontecimentos e fenômenos em informação: adoecimento, mortes, tipos de dieta, atendimentos ambulatoriais e hospitalares. Mediante os registros, a realidade torna-se calculável, móvel, comparável, objeto de diagnóstico, debate e intervenção. Forma-se, assim, uma complexa interdependência entre registros, cálculo e governo.

Sem o estabelecimento de uma rede pela qual fluem, de modo detalhado, as informações em saúde, seja em âmbito local, seja em âmbito regional e nacional, não se estabeleceria um domínio econômico, cujo escopo seria o de justificar o financiamento em saúde. Transformar as ações em saúde em bens de valor, converter os componentes estratégicos de saúde em componentes de lucro, conferindo uma nova visibilidade aos sistemas de saúde, eis o que permitiu o gerenciamento das informações em saúde pelo mercado. Os serviços de saúde não "produzem" somente saúde, eles produzem informações com valor monetário.

Os indivíduos, ao escolherem determinado prestador de cuidados em saúde, interferem direta e indiretamente sobre o processo de gestão e governança daquela instituição, tanto pública quanto privada. O usuário do sistema de saúde não é somente um indivíduo que padece de uma afecção que necessita de atenção e cuidados, ele é também um consumidor. É sob essa perspectiva que é considerado um cliente. A sociedade do consumo modelou, no campo da saúde, as corporações fornecedoras de produtos e serviços. Em vista do lucro, tais corporações investem em publicidades e propagandas, com o escopo de atraírem mais e mais usuários (clientes consumidores). Tal panorama trouxe e traz diversas questões para o campo da saúde coletiva. Há quem recomende um consumo racional (Miller; Rose, 2012).

A governança da saúde, tanto no setor privado quanto no setor público, para legitimar-se, faz emprego de análises de custo-efetividade, de evidências e de riscos. Tais discursos, em forma de análises epidemiológicas e econômicas, são postos em circulação para que exerçam seus efeitos moduladores de comportamentos. É o biopoder em exercício. Nas palavras de Castillo-Sepúlveda, Bywaters-Collado e Gálvez-Ramírez (2021):

> Uma vez colocados em circulação, eles participam como entidades locais que definem verdades transitórias sobre a população e, dessa forma, sobre como priorizar as doenças a serem tratadas. Nesse sentido, não é mais necessário conhecer os métodos que geram o objeto, mas o próprio objeto é considerado como portador de conhecimento sobre um processo biopolítico.

Com a crise instalada pela pandemia de covid-19, abriram-se debates em torno do conceito de saúde e do direcionamento das políticas públicas em saúde. A interligação entre saúde e economia se solidificou. A meta de uma saúde para todos da OMS só poderá ser alcançada com a priorização de fortes investimentos, que devem ser realizados no longo prazo. As políticas microeconômicas, segundo o Conselho Econômico da OMS, devem ser abolidas. É preciso instaurar um novo paradigma. Sem uma política econômica mundial não poderá existir uma saúde para todos, eis o que propõe o Conselho Econômico da OMS. É a economia que deve funcionar a serviço da saúde, e não o oposto (WHO, 2021).

A partir de uma economia que deve ser redirecionada para a promoção de uma saúde global, algumas medidas podem ser contempladas. No documento da OMS, *Financiando Saúde para Todos – Financing Health for All*, é possível encontrar algumas (WHO, 2021):

1. a regulação do funcionamento e do financiamento dos mercados privados de saúde;
2. a orientação do investimento do setor privado para inovação em saúde a populações mais vulneráveis, com interrupção de investimentos em segmentos estabelecidos pelo mercado;
3. o fortalecimento e maior investimento na distribuição global de imunobiológicos, bem como transferências de tecnologias;
4. reverter os efeitos prejudiciais experimentados pela administração das finanças públicas sofridos pela austeridade neoliberal;
5. canalizar o maior volume possível de créditos bancários para ser investido na promoção da saúde global – as nações devem expandir seus orçamentos em saúde e as dívidas dos países mais pobres devem ser negociadas;
6. estabelecer parcerias entre os setores públicos e privados, de modo que estes se fortaleçam mutuamente.

As medidas mencionadas objetivam incrementar e melhorar os investimentos em saúde, e são possíveis com a melhoria da governança e distribuição efetiva dos financiamentos, públicos e privados. Sem o redirecionamento das políticas econômicas para o campo da saúde, será impossível a promoção e o desenvolvimento de uma saúde global. O setor público necessita ser revestido de poderes para ampliar sua atividade fiscal em saúde, bem como de autonomia e de poder para direcionar o financiamento dos demais setores, administrando os recursos em função dos objetivos.

4.4.2 O conceito de saúde única

A saúde única é uma abordagem integrada e unificadora que objetiva equilibrar e otimizar de modo sustentável a saúde das pessoas, dos animais e dos ecossistemas (OHHLEP et al., 2022). Nesse conceito, reconhece-se que a saúde dos seres humanos, dos animais domésticos e selvagens, das plantas e do ambiente em geral encontram-se intimamente ligados e de modo interdependente.

Segundo a OMS (WHO, 2017), para prevenir, prever, detectar e responder ameaças globais à saúde, como o da pandemia de covid-19, é fundamental que seja adotada uma abordagem integrada e unificadora dos seres humanos, dos animais e do meio ambiente. Essa abordagem é denominada *saúde única* (*one health*). A saúde única é um conceito elaborado pela biopolítica, evidentemente, já que mobiliza diversos setores, comunidades e campos disciplinares para o desenvolvimento de soluções que sejam sustentáveis e que sejam efetivas por longo prazo. Baquero (2021) considera que essa abordagem é extremamente relevante para as seguranças alimentar, hídrica, nutricional e sanitária. Esse conceito adquiriu popularidade e apoio de instituições de saúde.

A saúde global é resultado da relação entre a saúde humana, animal e ambiental. Veja o caso das doenças zoonóticas ou zoonoses, como dengue, covid-19, leishmaniose visceral e influenza A. Segundo a Organização Mundial de Saúde Animal, World Organization for Animal Health (WOAH, 2023), 60% das doenças infecciosas humanas são zoonóticas, 75% das doenças infecciosas humanas emergentes são originárias de outras espécies animais e 80% dos agentes com potencial bioterrorista são zoonóticos. Para a OMS,

> Funcionários do governo, pesquisadores e trabalhadores de todos os setores nos níveis local, nacional, regional e global devem implementar respostas conjuntas às ameaças à saúde. Isso inclui o desenvolvimento de bancos de dados compartilhados e vigilância em diferentes setores e a identificação de novas soluções que abordam as causas profundas e as ligações entre riscos e impactos. O envolvimento da comunidade também é fundamental para promover hábitos e atitudes de redução de risco e para apoiar a detecção precoce e a contenção de ameaças de doenças. (WHO, 2017, tradução nossa)

Propostas de soluções para os problemas de saúde que estejam despojadas da realidade social não resolverão os desafios contemporâneos. Os determinantes dos desequilíbrios promotores de doenças e agravos em saúde precisam ser confrontados no campo político e ideológico. A biopolítica nos oferece ferramentas para o exercício crítico sobre os processos de governo da vida.

O conceito de uma saúde única pressupõe que os sistemas de saúde de todos os países sejam robustos, gozando de condições econômicas favoráveis. Os governos obterão benefícios importantes se disponibilizarem produtos e serviços em saúde que sejam seguros e efetivos, jamais negligenciando a tarefa de melhorar os determinantes sociais da saúde. Já é sabido que habitação, educação, condições de trabalho, ambientes residenciais, pobreza, insegurança e nutrição não podem sair da agenda de uma política nacional de saúde.

Para a consolidação de uma saúde única ou saúde universal, é preciso distanciar-se da temeridade de investimentos financeiros. Pensemos numa estratégia em que indivíduos, familiares e subgrupos populacionais estejam todos incluídos, em que as ações ofertadas vão para além dos tratamentos. Em 2018, os gastos globais com saúde foram de US$ 8,3 trilhões, ou 10% do PIB global (WHO, 2020). Todavia, os números gerais mascaram as grandes disparidades entre os países; e, sem garantia dos determinantes sociais de saúde, não haverá uma saúde única.

Sabemos que melhores condições de emprego impactam positivamente a saúde mental e nutricional das pessoas, dessa maneira, as políticas de emprego devem ser consideradas investimentos em saúde. Da mesma forma, a educação, a moradia e transporte. Os processos de gestão, governança e sustentabilidade em saúde precisam ser modelados e financiados sob uma nova perspectiva: a de que os sistemas de saúde devem adotar uma abordagem holística, integral, na prevenção e no tratamento, de modo que modifiquem positivamente as condições socioeconômicas das pessoas e do território por elas ocupado. Perguntemo-nos: "O modo como foram e são moldados os sistemas de saúde favorece a promoção de uma saúde equitativa?"

Para saber mais

SICKO. Direção: Michael Moore. EUA: Lionsgate; The Weinstein Company, 2007. 123 min.

O documentário produzido por Michael Moore é bastante esclarecedor, faz-nos compreender como se processam o financiamento dos serviços de saúde nos Estados Unidos e sua política de saúde. O material é composto por entrevistas de pacientes e usuários dos serviços de saúde, bem como de declarações dos gestores e profissionais de saúde. Trata-se de um documentário que nos auxilia na realização de análises comparativas entre o SUS e o sistema estadunidense de saúde.

Síntese

O Brasil conta com um modelo de **gestão em saúde** em que diversos atores se encontram implicados na manutenção desse sistema. No SUS, os conselhos e as conferências de saúde são um exercício formal de participação da comunidade na construção das políticas de saúde. Entretanto, na literatura científica mundial, é possível encontrar importantes discussões em torno da qualificação de espaços para a afirmação do direito à saúde. Trata-se de espaços atravessados por diferentes interesses, e os conflitos ali evidenciados refletem as potencialidades e limitações dessas instâncias. Configura-se, portanto, uma temática bastante complexa, e, a depender do contexto em que seja concebida, seu significado sofre variações.

A gestão em saúde deve ser considerada juntamente do conceito de governança, exercício essencial pelo qual se estabelecem medidas regulatórias, processos e condutas com dimensões normativas, pelos quais o sistema de saúde é regulado, dirigido e controlado. O objetivo da governança é garantir, por meio da adoção de regras e processos culturalmente estabelecidos, que as decisões tomadas nas instâncias de gestão sejam exercidas com transparência, responsabilidade, participação e integridade. No Brasil, a legislação que normatiza os processos de governança do SUS incentiva e apoia a participação de organizações civis, como as associações de pacientes e de provedores. As experiências transcorridas e os instrumentos desenvolvidos no processo de governança desde a criação do SUS, em 1990, podem e devem ser compartilhadas, de maneira que os resultados em saúde sejam otimizados.

As unidades de saúde, nos diferentes níveis de atenção, têm como objetivo a oferta de cuidados que promovam a saúde pública, todavia, elas podem impactar de modo negativo o ambiente, interferindo na saúde dos seres humanos e dos demais seres vivos. Portanto, a temática da **sustentabilidade** para os serviços de saúde é outra temática fundamental a ser considerada nos processos de gestão e governança em saúde, já que o desempenho das funções das unidades de saúde não pode comprometer os benefícios de suas ações. O significado de *sustentabilidade* pode ser relacionado ao bem-estar dos pacientes, da comunidade e dos profissionais de saúde, assim, um serviço de saúde sustentável pode ser definido como aquele que garante a preservação dos recursos, sob as perspectivas ecológica, social e econômica, atendendo aos interesses de todos os envolvidos.

Questões para revisão

1. Qual a importância da Lei n. 8.142/1990 para os processos de gestão do SUS?

2. O que é gestão em saúde?

3. Marque a alternativa que apresenta a afirmação correta:
   a) Infelizmente, para a promoção de uma saúde global, mudar as regras do jogo é uma meta inalcançável. Os governos de países com soberania monetária reduzida, como Costa Rica e Cuba, não conseguiram criar espaços fiscais para investimentos consistentes em saúde em virtude das duras restrições fiscais.
   b) O aumento do investimento privado em saúde levará necessariamente a melhores resultados de saúde.
   c) A saúde deve ser concebida como um investimento, e não apenas como um gasto.
   d) A sustentabilidade em saúde é, tão simplesmente, uma abordagem ideológica e em nada colabora com a saúde coletiva.

4. Segundo a OMS, muitos países ao redor do mundo não gozam de soberania monetária em nenhum sentido substantivo. A maioria dos governos, especialmente os mais pobres, é impedida de aumentar os gastos deficitários em saúde por quatro razões principais. Quanto aos motivos desse impedimento, indique se as seguintes considerações são falsas (F) ou verdadeiras (V):
   ( ) Existem limites legais impostos internamente para os níveis de déficits orçamentários, dívida nacional ou gastos do governo, o que é uma restrição aos gastos de longo prazo e às metas políticas.

( ) Existe uma preocupação com o impacto na classificação de crédito pelas agências internacional e na capacidade de acesso ao capital.

( ) É difícil aumentar as receitas fiscais de modo consistente em proporção à atividade econômica, em razão das baixas taxas de imposto corporativo e incentivos fiscais corporativos, da dependência de impostos regressivos sobre valor agregado, da evasão fiscal por corporações multinacionais e por indivíduos de alto patrimônio líquido, bem como de tratados comerciais e de investimentos que comprometem a capacidade pública de aumentar a receita tributária.

( ) Todos os obstáculos mencionados anteriormente são intransponíveis.

Agora, assinale a alternativa que corresponde à sequência obtida:

a) F, V, V, V.
b) F, V, F, F.
c) F, F, F, V.
d) V, V, V, F.

5. Marque a alternativa que apresenta a afirmação correta:
   a) A biopolítica se ocupa da vida humana, somente. Essa é a vida mais importante.
   b) O registro de informações para o sistema de saúde é uma das medidas de governança.
   c) A gestão em saúde é um dos entraves para o crescimento e a consolidação do SUS.
   d) Os conselhos de saúde não colaboram em quase nada para o controle social no SUS.

Questões para reflexão

1. Quais os possíveis impactos, sobre a saúde da população, advindos da restrição dos investimentos públicos em saúde?
2. O que você compreende por saúde única?
3. O que você sabe sobre Parcerias de Desenvolvimento de Produtos (PDPs)?
4. Qual a importância da gestão em saúde para a APS?
5. Por que a governança em saúde é importante?

Capítulo 5

Atenção multidisciplinar e interdisciplinar em saúde e a Estratégia Saúde da Família

Neste capítulo, veremos os principais eventos históricos que tornaram possível a implantação da Estratégia Saúde da Família (ESF) no Brasil, assim como os conceitos de multidisciplinaridade e interdisciplinaridade. Saberemos quais as vantagens da abordagem interdisciplinar na ESF e discutiremos sobre os desafios e a urgência na formação multiprofissional e interdisciplinar de futuros profissionais para a ESF.

Ao estudar este capítulo, você será capaz de conceituar multidisciplinaridade, interdisciplinaridade e Estratégia Saúde da Família. Você se tornará apto a discutir sobre as vantagens e desvantagens das abordagens multidisciplinar e interdisciplinar. Também elencará os principais membros e atribuições dos membros de uma equipe multidisciplinar e interdisciplinar. Ainda, problematizará a relação entre território, família e Unidades de Atenção Primária de Saúde. E debaterá acerca da importância da família na promoção da saúde. Ao término deste capítulo, você será capaz de discutir sobre a importância da elaboração de currículos, pelas Instituições de Ensino Superior, que incorporem elementos de educação interprofissional.

Rebecca Jessup, em 2007, quando coordenava a Allied Health Professions Autralian (AHPA), Aliança Australiana de Profissionais de Saúde (AAPS), disse algo que nos parece muito provocador. A AAPS é um colegiado composto por mais de 200 mil profissionais de saúde que oferece, ainda hoje, uma variedade de serviços em saúde, particularmente para indivíduos portadores de doenças crônicas na Austrália (AHPA, 2024). Uma das atribuições de Rebecca Jessup era selecionar uma variedade de profissionais para compor as diversas equipes de especialistas. As principais perguntas empregadas por Jessup (2007) nas entrevistas orbitavam em torno da compreensão dos candidatos sobre o conceito de interdisciplinaridade no campo da saúde. Segundo ela, somente um em cada dez candidatos definia com precisão tal conceito.

As demandas da população brasileira por atenção à saúde crescem ininterruptamente, o último censo realizado pelo Instituto Brasileiro de Geografia e Estatística (IBGE), em 2022, demonstra que a população do Brasil está cada vez mais envelhecida e os recursos destinados ao Sistema Único de Saúde (SUS) são sempre insuficientes (IBGE, 2022). Segundo a Organização Pan-Americana de Saúde (OPAS), no Brasil, há mais de 30 milhões de indivíduos com 60 anos ou mais, o que equivale a cerca de 13% da população do país. A projeção é de que, até 2030, essa faixa etária atinja 50 milhões, representando 24% da população total brasileira (Paho, 2022).

Os gestores e profissionais de saúde, desafiados a encontrar melhores estratégias, têm como desafios aprimorar o atendimento aos usuários dos serviços de saúde (Babiker et al., 2014), reduzir os custos e elevar o nível de satisfação das equipes de Saúde da Família (Collier, 2011; Soratto et al., 2020; Kovacs et al., 2021). Como enfrentar efetivamente tais desafios? A adoção de um trabalho interdisciplinar entre as equipes de saúde é, como veremos, uma das bem-sucedidas medidas para a resolutividade dos desafios cotidianos dos profissionais no SUS. Dessa maneira, é fundamental que tenhamos uma clara compreensão das diferenças entre os termos e, consequentemente, das diferenças do modo de trabalho entre as duas modalidades operacionais.

Consideremos que um paciente, diagnosticado com hipertensão essencial, ou seja, um paciente cuja causa da hipertensão ainda não foi definida, retorne para uma consulta agendada na Unidade de Atenção Primária à Saúde (UAPS) mais próxima de sua residência. Ao entrar no consultório médico, o paciente se depara com uma equipe de profissionais em que cada profissional pertence a um campo de saber diferente. Quando esses profissionais empregam individualmente suas habilidades e experiências, e a partir de suas perspectivas confrontam a doença do paciente, estamos diante de uma **equipe multidisciplinar** (Taberna et al., 2020; Tseng et al., 2020). É bastante comum que cada profissional aborde o paciente separadamente, ocorrendo uma alternância de consultas como parte de um único atendimento em um único momento do dia. Geralmente, quando o paciente se retira do consultório, os membros das equipes multidisciplinares se reúnem para a famosa "discussão dos casos", de modo a definirem as futuras intervenções para o paciente assistido. É verdade que o conhecimento produzido e obtido em equipes multidisciplinares é superior àquele fornecido pelo trabalho isolado de um profissional de saúde.

Diferentemente das abordagens conduzidas pela equipe multidisciplinar, as operações empregadas por uma **equipe interdisciplinar** são integradas (O'Reilly et al., 2017; Bendowska; Baum, 2023). Nesse caso, os saberes disciplinares são operados conjuntamente. Os profissionais que cercam o paciente realizam juntamente e simultaneamente ações, tais como as de anamnese, diagnóstico, intervenção e avaliação. Numa ação interdisciplinar, o paciente está completamente envolvido na discussão de sua enfermidade. Ele, o paciente, participa da adoção dos planos de cuidados a serem implantados, e sua enfermidade é enfrentada sob as mais diversas perspectivas, com o objetivo da obtenção do melhor resultado (Bolton et al., 2020).

Que benefícios são proporcionados pela abordagem interdisciplinar ao paciente? Vamos apresentar alguns:

- Um importante benefício da abordagem interdisciplinar é a promoção do desenvolvimento de habilidades comunicacionais. É sabido que indivíduos com personalidades dominantes têm uma capacidade de conduzir e/ou interferir em processos de trabalho, diferentemente de indivíduos tímidos ou introspectivos. Uma maneira de auxiliar o trabalho de uma **equipe interdisciplinar** é a adoção de protocolos de comunicação serem estabelecidos e seguidos pela equipe.
- A abordagem interdisciplinar oferece um ambiente de trabalho bastante estimulante, possibilitando que todos os membros das equipes adquiram e desenvolvam habilidades. É bastante comum que profissionais alternem atividades tradicionalmente realizadas por outras especialidades.
- No trabalho da equipe interdisciplinar, verifica-se uma redução do tempo e dos custos, pois a duplicação de atendimento e acompanhamento dos casos é abolida.
- Outra grande vantagem das equipes interdisciplinares é o aparecimento de novos papéis a serem realizados pelos membros do serviço, como consequência da identificação de lacunas, nem sempre percebidas pelas equipes multidisciplinares. Consideremos a possibilidade real de que profissionais assistentes de saúde assumam algumas tarefas tradicionalmente desempenhadas por médicos, enfermeiros e/ou outros profissionais de saúde.

A abordagem multidisciplinar e monodisciplinar é majoritária em nossa cultura brasileira (Lucio; Almeida; Silveira, 2018; Santos; Barros; Delduque, 2019). São, indiscutivelmente, métodos valiosos e válidos na assistência ao paciente. No entanto, quando se trata da ESF, a abordagem interdisciplinar, como veremos, é a mais adequada para o alcance dos objetivos.

Para Bendowska e Baum (2023), a depender do grau de responsabilidade pelo cuidado do paciente e do nível de interação entre os membros da equipe, na ESF, existe uma clara distinção entre equipe interdisciplinar, equipe multidisciplinar e equipe transdisciplinar. Para essas autoras, esses termos são frequentemente usados de modo intercambiável, embora difiram tanto etimologicamente quanto semanticamente.

Vejamos como esses termos variam e como são empregados.

Geralmente, percebe-se uma equipe multidisciplinar como aquele grupo de profissionais em que cada profissional atua segundo seu objeto específico de atuação, interagindo formalmente com os demais membros do grupo. Diferentemente, nas equipes interdisciplinares, observa-se uma sobreposição de papeis dos profissionais, ou seja, uma junção das atuações, em que se faz emprego de modelos de comunicação diversos, de modo formal ou não, buscando a resolução conjunta dos problemas, em proveito do indivíduo, junto ao núcleo familiar. Na transdisciplinaridade, as sobreposições são maiores, pois se verificam a alternância de papéis.

No processo histórico da consolidação da ESF, é possível o reconhecimento de que atuações multidisciplinares podem se converter em ações interdisciplinares (Costa et al., 2020). Não é incomum ler ou escutar, de modo intercambiável, o emprego desses termos. Todavia, tais termos compreendem diferentes maneiras de coordenação, cooperação e comunicação.

Você pode observar que, nas atuações multidisciplinares, cada profissional, com seu saber e sua habilidade, estabelece metas no atendimento ao paciente, independentemente dos demais profissionais presentes na equipe. Nas equipes que trabalham ou atuam de modo interdisciplinar, a perspectiva do outro profissional é considerada no atendimento ao paciente, ou seja, já não existem objetivos individuais, mas objetivos comuns.

Os benefícios da interdisciplinaridade para o sistema de saúde, particularmente para a ESF, têm justificado a eleição dessa modalidade como uma prioridade de modelo de assistência (Mendonça et al., 2023). Além de melhorar o estado de saúde dos indivíduos assistidos e promover uma redução de custos, a atuação interdisciplinar melhora a qualidade dos serviços prestados e o nível de satisfação dos membros das equipes.

5.1 A Estratégia Saúde da Família (ESF): um breve histórico

Leia com atenção o texto a seguir:

> Os cuidados médicos se aplicam ao indivíduo e a saúde pública, à população. Um deles se refere à aplicação dos conhecimentos centrados no diagnóstico e tratamento da doença, objetivando o bem-estar do paciente, e inclui orientações em saúde quanto à maternidade, infância e o envelhecimento.

Os serviços de saúde pública são ofertados à comunidade por meio das unidades locais de saúde coordenadas pelos governos locais, e ocupam-se com a prevenção de todos os tipos de doenças. Algumas dessas doenças são controladas pela autoridade sanitária local, mas a maioria delas, evitáveis, são tratadas pela educação em saúde pública (Emerson, 1952, p. 213, tradução nossa).

O discurso apresentado já tem mais de 70 anos. Ele reflete uma concepção que, na contemporaneidade, sofre profunda crítica: a de que a responsabilidade pelo estado de saúde de um indivíduo pertence a uma especialidade médica distinta daquela que se ocupa da saúde familiar ou comunitária.

Tradicionalmente, os profissionais de saúde adquirem conhecimento e habilidades que devem ser direcionados para um único objeto: o paciente. As pesquisas e experiências realizadas com o emprego de equipes de saúde remontam às primeiras décadas do século XX (Elsas, 1944), entretanto, a concepção de um corpo populacional é bastante anterior.

Grande parte dos profissionais de saúde admite que o saber que detêm e que as habilidades que adquiriram só foram possíveis graças a um conjunto de disciplinas que, em geral, são conhecidas como *disciplinas do campo da saúde*. Aqui se encontram os saberes específicos para o exercício das profissões do campo, como a do médico, ou de enfermeiro ou de qualquer outro profissional que integra uma equipe da ESF. Trata-se de saberes que, a princípio, foram constituídos para a promoção da saúde. Em grande parte, esses saberes foram produzidos a partir dos registros das observações e intervenções sobre indivíduos e populações. Esses saberes são estabelecidos na medida em que existe uma multiplicidade de ações em prol da restauração do estado de saúde de um objeto, que é o corpo do indivíduo. Acontece que, na ESF, o corpo não é mais o individual, mas um corpo coletivo, um corpo populacional, denominado *corpo familiar*.

A ESF é, na realidade, uma maneira de organizar a multiplicidade de saberes que convergiam, isoladamente, em direção ao corpo do indivíduo, que, agora, num corpo que é a família, recebe uma assistência que tem como escopo a restauração de sua condição de saúde e a promoção do seu melhor bem-estar (Paim et al., 2011).

A família apareceu, portanto, como um campo ou espaço de intervenção, na qual, em vez de se atingir o indivíduo isoladamente, vai-se atingir um coletivo. Ou seja, uma multiplicidade de indivíduos que se encontram biologicamente e socialmente ligados, e cujos determinantes do processo saúde-doença serão considerados sob outra perspectiva. Na realidade, a medicina, mesmo que sob alguns aspectos ela valorize a relação médico-paciente, nunca foi individualista (Chipidza; Wallwork; Stern, 2015). Precisaríamos olhar para história da medicina, de como ela se desenvolveu em algumas nações, para compreendermos que seu objeto nunca foi o individual (Foucault, 2009b).

A origem das ações multidisciplinares envolvendo profissionais de saúde pode ser encontrada no século XVIII (Lorkowski; Pokorski, 2022). Em sua conferência intitulada *O nascimento da medicina social*, Michel Foucault sinaliza que, na Alemanha, no final do século XVIII e começo do século XIX, estabeleceu-se uma medicina estatal que tinha como característica principal a observação dos fenômenos epidemiológicos de modo descentralizado, mas unificado (Foucault, 2009b). Outras categoriais profissionais, além da medicina, encontravam-se articuladas na medicina estatal alemã. Mas foi na Inglaterra que a medicalização da família pôde ser mais bem reconhecida.

Após o término da Segunda Guerra Mundial, havia se estabelecido na Inglaterra a concepção de um sistema de saúde integrado e financiado pelo Estado (Grosios; Gahan; Burbidge, 2010). Em 1948, foi institucionalizado um Serviço Nacional de Saúde (National Health System), com características até então jamais vistas (Light, 2003). Era a primeira vez que um governo assumia, como responsabilidade, a gestão dos serviços preventivos e curativos de toda a população. Uma das vertentes desse sistema sanitário são os serviços de saúde comunitários e domiciliares, em que conselhos municipais, eleitos, gerenciam os serviços de saúde pública e ambiental, as visitas domiciliares conduzidas pela enfermagem, bem como as ações de prevenção e promoção da saúde.

Você já sabe que o conceito de Atenção Primária à Saúde (APS) tomou forma durante a década de 1970, graças aos efeitos das problematizações verificadas nos movimentos sociais em saúde[1]. Segundo Baum et al. (2013), a Organização Mundial de Saúde (OMS) e o Fundo das Nações Unidas para a Infância (Unicef) elaboraram a estratégia da APS como o meio para alcançar Saúde para Todos para o ano 2000, sob a influência do insucesso das abordagens anteriores conduzidas pelos serviços básicos de saúde, pela melhoria significativa da saúde da população chinesa na década de 1970, bem como pelas iniciativas conduzidas por algumas organizações não governamentais (ONGs).

Você também já é sabedor que a Declaração de Alma-Ata da OMS reconheceu a APS como uma estratégia de enfrentamento dos determinantes sociais de saúde, inserindo-a, dessa maneira, em movimento social mais amplo com potencialidade de promover a redução de desigualdades de acesso aos serviços de saúde, melhorando assim as condições de vida das populações (WHO, 1978).

Apesar das justificativas para que a APS seja considerada uma excelente estratégia na promoção da saúde, ela recebeu questionamentos. Walsh e Warren concluem em seu artigo, intitulado *Selective primary health care: an interim strategy for disease control in developing countries*, que "até que os cuidados primários de saúde abrangentes possam ser disponibilizados a todos, os serviços direcionados às poucas doenças mais importantes podem ser o meio mais eficaz de melhorar a saúde do maior número de pessoas" (Walsh; Warren, 1979, p. 973, tradução nossa). Embora seja um

1 Tratamos desse aspecto no Capítulo 1 deste livro.

argumento técnico que ignora argumentos de base sociológica que favorecem a abrangência da APS, é um fundamento ainda hoje presente na condução de algumas políticas de saúde de algumas nações.

Pois bem, como se originou a ESF no Brasil? O que tornou possível seu aparecimento e sua consolidação? Elencamos no Quadro 5.1 os principais eventos.

Quadro 5.1 – Principais eventos que permitiram a consolidação da ESF como estratégia no Brasil

Ano	Evento
1991	Criação do Programa de Agentes Comunitários de Saúde (PACS) pelo Ministério da Saúde
1994	Concepção da ESF
2001	Financiamento da incorporação de profissionais de saúde bucal às equipes de saúde da família
2008	Criação do Núcleo de Apoio à Saúde da Família (NASF)
2011	A Política Nacional de Atenção Básica (PNAB) elege a ESF como estratégia para a expansão e consolidação da atenção básica no Brasil

Na origem dos debates acerca da seletividade e integralidade da APS estão as diferentes perspectivas sobre a história natural da saúde e o modo como ela se apresenta nas sociedades. Em favor da seletividade de uma APS, encontramos os argumentos epidemiológicos alinhados às abordagens biomédicas. No modelo tecnicista, as doenças são anormalidades orgânicas verificadas nos corpos de indivíduos, e a cura dessas doenças será possível mediante intervenções normalizantes, aconselhamentos para mudança comportamental e a adoção, quando necessária, de práticas de reabilitação. Esse modelo se estabeleceu e é predominante nos sistemas de saúde em todo o mundo. Por sua vez, uma APS abrangente tem como objetivo a redução das desigualdades em saúde, o que é uma afronta às estruturas que se sustentam a partir das desigualdades.

A recente experiência vivida pelo planeta com a pandemia de covid-19 somou-se aos elevados números de doenças crônico-degenerativas em todos os países de diferenciados níveis de desenvolvimento, agravando ainda mais as desigualdades sociais e sanitárias. Tal cenário reclama uma APS abrangente, tanto mais necessária hoje do que antes.

Entretanto, a APS foi implementada no mundo de diferentes formas. Na Inglaterra, os serviços de cuidados primários constituem o primeiro ponto de contato com o sistema de saúde, funcionando como a "porta de entrada" do sistema nacional de saúde. Na APS desse país, podemos encontrar serviços de clínica geral, farmácia comunitária, odontologia e optometria (saúde ocular) (Morciano et al., 2020). Nos Estados Unidos, há um sistema plural, no qual participam uma variedade de instituições públicas e privadas, sendo o setor privado aquele que predominantemente oferta a assistência direta à saúde, ou seja, a APS é considerada um programa seletivo que oferece uma cesta reduzida de serviços a populações mais vulneráveis (Paim, 2012). No Brasil, desde a década de 1920, verificamos diversas tentativas de organização da APS. Nesse arco de tempo, vários modelos foram implantados nas regiões brasileiras. O modelo que marcou, inegavelmente, a organização da APS foi a implantação do Programa Saúde da Família (PSF), em 1994, pelo Ministério da Saúde (Conill, 2008; Mendes, 2012).

Por meio da ESF, a APS é realizada por uma equipe multidisciplinar (composta por diferentes categorias profissionais), que trabalha de modo articulado (interdisciplinaridade). Como já mencionamos, trata-se de uma ação centrada no paciente, sendo consideradas suas condições de trabalho, de moradia, suas relações com a família e com a comunidade, bem como suas perspectivas e dimensões psicoafetivas.

A ESF, a partir da APS, e em conformidade com os princípios do SUS, reorienta o modelo assistencial no Brasil, visto que tem como o centro de sua prática não o indivíduo, mas seu núcleo familiar. Atuando preventivamente sobre a família, a ESF colabora efetivamente na prevenção das doenças e na promoção da saúde comunitária.

Para atingir seus objetivos, a ESF adota alguns procedimentos. Ela necessita conhecer a realidade da população sob sua responsabilidade, com o escopo de identificar e resolver problemas. A ESF não é, de modo algum, uma intervenção vertical e paralela àquelas conduzidas nas UAPS. A ESF possibilita uma integração e promoção das atividades realizadas em determinado território (Rosa; Labate, 2005).

Dada sua potencialidade, o PSF passou a ser concebido como uma estratégia de governo no campo da saúde coletiva, de modo que, na atualidade, é conhecido como *Estratégia Saúde da Família (ESF)*, por sua característica de organizar o sistema de saúde, identificar as necessidades de saúde da população assistida e fornecer a esta respostas. Tais atribuições da ESF ancoram-se nos seguintes princípios: a centralidade da pessoa nos cuidados prestados, o estabelecimento de vínculo entre o usuário e o sistema de saúde, a integralidade da atenção, o estabelecimento e o fortalecimento das articulações entre os pontos constitutivos da rede assistencial, a atuação intersetorial e o envolvimento da sociedade nas tomadas de decisões (Giovanella et al., 2009; Arantes; Shimizu; Merchán-Hamann, 2016).

Uma pesquisa publicada em 2016 mostrou que "cada vez mais, a ESF tem sido estudada com a utilização de diversos métodos, e evidencia a importância estratégica do desenvolvimento desse modelo de atenção à saúde no Brasil" (Arantes; Shimizu; Merchán-Hamann, 2016, p. 1503). Sua concepção como estratégia pode ser datada em 1997, quando o Ministério da Saúde oficialmente esclareceu que:

> Embora rotulado como programa, o PSF, por suas especificidades, foge à concepção usual dos demais programas concebidos no Ministério da Saúde, já que não é uma intervenção vertical e paralela às atividades dos serviços de saúde. Pelo contrário, caracteriza-se como uma estratégia que possibilita a integração e promove a organização das atividades em um território definido, com o propósito de propiciar o enfrentamento e resolução dos problemas identificados. (Brasil, 1997, p. 8)

Em um documento publicado pelo Ministério da Saúde em 1997, intitulado *Saúde da família: uma estratégia para a reorientação do modelo assistencial*, você pode conhecer de modo aprofundado as diretrizes, a missão e os objetivos da ESF (Brasil, 1997). E, das diretrizes que devem nortear o trabalho da equipe de profissionais que compõem a ESF, o presente capítulo tem por objetivo ocupar-se das abordagens multi e interdisciplinar. Em 1997, o Ministério da Saúde enfatizava que o atendimento no Programa Saúde da Família deve ser **sempre** realizado por uma equipe multiprofissional e que a constituição dessa equipe deve ser planejada à luz de alguns princípios, dos quais destacamos os seguintes:

> 1º capacidade instalada da unidade;
> 2º quantitativo populacional a ser assistido;
> 3º enfrentamento dos determinantes do processo saúde/ doença;
> 4º possibilidades locais. (Brasil, 1997, p. 13)

Ressaltamos que o trabalho em equipe pressupõe o compartilhamento de saberes e habilidades num quotidiano de trabalho em saúde. Vários estudos têm discutido os benefícios da atuação multidisciplinar na APS, entretanto, é fundamental compreendermos como essa atuação colaborativa é conduzida, que efeitos ela pode desencadear sobre os processos de trabalho e sobre o estado de saúde daqueles que recebem sua assistência.

5.2 Epistemologia, multidisciplinaridade e interdisciplinaridade

O que o paciente e seu familiar esperam da APS, especificamente, dos profissionais de saúde que ali trabalham é que seus problemas de saúde sejam resolvidos. A expectativa do usuário do SUS é que os conhecimentos adquiridos por aqueles profissionais sejam úteis para seus específicos problemas, como a hipertensão arterial, a ansiedade, o diabetes, a asma etc. (Silva et al., 2022).

Na ESF, as equipes formadas abordam diariamente questões clínicas desafiadoras e são interpeladas a oferecem soluções inovadoras. A racionalidade que orienta suas condutas é que estas resolvam de modo eficaz os problemas de saúde do núcleo familiar. Entretanto, as afecções que afligem aqueles que se reportam aos serviços de saúde não são simples, e os filósofos há muito enfatizam que a complexidade da vida real requer trabalho interdisciplinar ou transdisciplinar (Schmidt, 2007; 2011; Frodeman, 2010; Mäki, 2016; Sell et al., 2022).

Na medicina, a necessidade de ações interdisciplinares para a solução de problemas de saúde – e de mudanças associadas à estrutura dos currículos de profissionais de saúde – tem sido enfatizada há alguns anos (Smye; Frangi, 2021). Alguns estudiosos, entretanto, relatam que os esforços verificados nas instituições de ensino em promover pesquisas interdisciplinares, bem como a capacitação de estudantes para que as realizem, não são tão exitosos. Investigadores do campo político e da sociologia atribuem tais dificuldades aos aspectos gerenciais e descartam os elementos epistemológicos e cognitivos (Boon; Van Baalen, 2019).

Certamente um dos maiores dificultadores do trabalho interdisciplinar é a formação especializada dos profissionais de saúde, que, em geral, reforça a concepção de que é a especialização em determinado campo de atuação que é capaz de resolver os problemas de saúde que acometem um indivíduo. Para a ação interdisciplinar na ESF, o que deve ser priorizado é a integração do conhecimento, que é a dimensão considerada mais desafiadora.

Parece ser razoável atribuirmos à ESF a grande tarefa de enfrentar as condições de vulnerabilidade, promover mudanças de comportamentos e intervir diretamente e indiretamente sobre todos os fatores associados ao adoecimento. Para isso, é necessária uma abordagem integral que ultrapasse a prestação de serviços e toque nas questões sociais e econômicas. A interdisciplinaridade, portanto, pode provocar em alguns profissionais a experimentação de alguns dilemas.

Baum et al. (2013) publicaram uma pesquisa envolvendo seis instituições multidisciplinares, com o objetivo de compreender os dilemas e as reações dos trabalhadores na APS diante das seguintes questões: a) Em que medida as atividades dos serviços de APS fornecem respostas aos determinantes sociais em saúde? b) Quais são os obstáculos, reconhecidos por esses trabalhadores, às respostas a esses determinantes? c) Quais as implicações que as descobertas, na compreensão da potencialidade da implementação da APS integral, trazem para os profissionais envolvidos?

Para os pesquisadores australianos, existem maneiras distintas de compreensão de como os membros de uma equipe multidisciplinar consideram o impacto de suas ações sobre os determinantes sociais em saúde. Para esses pesquisadores, ficou evidente que a efetividade da ação de uma equipe de saúde, no enfrentamento dos determinantes sociais de saúde, encontra-se na dependência de engajamento político e social, o que não é algo fácil dentro de serviços financiados e gerenciados pelo governo. Uma das considerações da pesquisa conduzida é a construção de alianças entre os serviços de saúde e a comunidade e com movimentos sociais, como uma estratégia de superação da ausência de um apoio político (Baum et al., 2013). Tais achados reforçam a inserção da família como membro da equipe interdisciplinar, da participação da família na tomada de decisões.

Para nos auxiliar ainda mais na compreensão de como as disciplinas ou categoriais profissionais interferem no modo de organização das equipes, vamos recorrer a uma revisão sistemática conduzida por Cecilia Saint-Pierre e dois colaboradores (Saint-Pierre; Herskovic; Sepúlveda, 2018). Nessa revisão sistemática, os realizadores procuraram identificar como se desenvolvem, na atenção primária, os processos de trabalho dos membros de uma equipe multidisciplinar, se tais práticas e suas características se encontram presentes nas disciplinas e se a atenção multidisciplinar afeta os resultados clínicos. Como resultado da revisão, que envolveu 109 artigos, os autores identificaram quatro tipos de composição de equipes: equipes especializadas[2], equipes

2 "São equipes com um médico de atenção primária e um especialista, que interagem com um ou mais profissionais de outras disciplinas da atenção primária. Essas equipes trataram patologias menos comuns, como tabagismo na gravidez, pacientes que requerem cuidados paliativos e aqueles portadores de demência." (Saint-Pierre; Herskovic; Sepúlveda, 2018, p. 134, tradução nossa). Num território assistido por uma ESF, há condições que requerem assistência especializada. Uma vez identificadas, elas devem ser referenciadas aos cuidados competentes.

altamente multidisciplinares[3], tríade médico-enfermeiro-farmacêutico[4] e equipes centradas no par médico-enfermeiras[5]. No que se refere aos tipos de colaboração, os pesquisadores identificaram quatro tipos de colaboração dentro das equipes: colaboração co-localizada[6], colaboração não hierárquica[7], colaboração por

3 "São equipes multidisciplinares compostas por uma dupla médico-enfermeiro que atua com o apoio de nutricionista e especialistas e com a participação, de pelo menos, um profissional de uma área complementar, por exemplo: podólogo e parteira." (Saint-Pierre; Herskovic; Sepúlveda, 2018, p. 134, tradução nossa).

4 "São equipes com três profissionais principais, geralmente um médico de família, enfermeiro e farmacêutico. Nessa equipe, como apoio, há outros profissionais da atenção primária, como o assistente social ou o nutricionista". (Saint-Pierre; Herskovic; Sepúlveda, 2018, p. 134, tradução nossa). Vale lembrar que, na lógica da ESF, no Brasil, temos em todas as equipes o Agente Comunitário de Saúde. Essa equipe multidisciplinar é constituída para aquelas situações em que há número elevado de comorbidades, as quais, sem apresentar maiores complexidades, exigem o uso de múltiplos medicamentos que podem interagir entre si e, portanto, potenciais efeitos colaterais precisam ser controlados.

5 "São equipes, consideradas pequenas, porque seu núcleo constitutivo é composto por um médico e um enfermeiro, havendo, ocasionalmente a participação de outros profissionais da atenção básica, como psicólogo, assistente social e nutricionista. Essas equipes trabalham conduzindo todos os diagnósticos, exceto para doenças musculoesqueléticas." (Saint-Pierre; Herskovic; Sepúlveda, 2018, p. 134, tradução nossa).

6 "Nesse caso, as equipes trabalham de forma coordenada por meio de reuniões regulares, numa comunicação direta face a face, mas sem compartilhamento de consultas. Além disso, um profissional atua como coordenador e gestor de casos em colaboração com um líder clínico. Os diagnósticos neste grupo são diversos, mas referem-se principalmente a doenças crônicas, como diabetes e doenças cardiovasculares." (Saint-Pierre; Herskovic; Sepúlveda, 2018, p. 136, tradução nossa).

7 "Nesse tipo de colaboração, as equipes não têm um líder clínico. Elas trabalham numa contínua colaboração horizontal, gerenciando o tratamento dos pacientes num modelo de comunicação direta e presencial". (Saint-Pierre; Herskovic; Sepúlveda, 2018, p. 136, tradução nossa).

meio de consultas compartilhadas[8] e colaboração por referência e contrarreferência[9]. Na revisão conduzida, as equipes multidisciplinares que atuam em APS contavam, em média, com quatro ou cinco categorias profissionais. Os profissionais que apareceram foram: médicos de família ou clínico geral, enfermeiros, nutricionistas, assistentes sociais, farmacêuticos, psicólogos, fisioterapeutas e terapeutas ocupacionais. A depender do diagnóstico dos indivíduos assistidos, variam-se os membros de uma equipe. No tratamento de doenças musculoesqueléticas, há mais terapeutas ocupacionais, fisioterapeutas e assistentes sociais, e no tratamento de doenças endócrinas, nutricionais e metabólicas, verifica-se uma maior participação de nutricionistas (Saint-Pierre; Herskovic; Sepúlveda, 2018).

Na dinâmica de trabalho de uma equipe multidisciplinar, constatamos o estabelecimento de três papeis: o do líder clínico, o agente do caso e o do consultor especialista (Kozlowski; Ilgen, 2006). O papel do líder clínico é normalmente assumido pelo médico de família ou pelo médico generalista (clínico geral). Todavia, quando numa família há um membro com diagnóstico

---

8 "Nesse caso, as equipes colaboram por meio de consultas compartilhadas, envolvendo um ou mais profissionais por paciente. Os membros da equipe coordenam-se na gestão de casos e realizam reuniões regulares com o objetivo de elaborar e monitorar planos de intervenção. Essas equipes geralmente estão co-localizadas e sua principal forma de comunicação é presencia". (Saint-Pierre; Herskovic; Sepúlveda, 2018, p. 137, tradução nossa).

9 "Nesse modelo de colaboração, as equipes caracterizam-se pela comunicação não presencial, realizando consultas individualizadas dos pacientes e colaborando por meio da referência e contrarreferência de pacientes entre os membros da equipe. Existe um líder clínico que orienta o tratamento e a coleta informações gerais sobre o progresso do paciente. Trata-se de uma forma de trabalho multidisciplinar". (Saint-Pierre; Herskovic; Sepúlveda, 2018, p. 137, tradução nossa).

de doença mental, esse papel de liderança é desempenhado por um especialista em saúde mental (Souza et al., 2017).

Na abordagem de algumas doenças cardiovasculares, o médico de família ou o clínico geral desempenha esse papel, mas, em algumas equipes multidisciplinares, há o farmacêutico liderando as equipes, particularmente em situações que requerem intervenções sobre as farmacoterapias (Martin et al., 2007; Farsaei et al., 2014). Comumente os profissionais de enfermagem desempenham o papel de gerenciamento dos casos, cujo principal objetivo é garantir a continuidade dos cuidados prestados aos pacientes. Aqui temos a coordenação da equipe, o gerenciamento do cronograma de visitas para avaliação e acompanhamento das intervenções e evolução do progresso, a dispensação de instrumentos que possibilitem a comunicação da condição clínica do paciente a toda equipe. Trata-se, portanto, de um papel vinculado a muitas tarefas. Por sua vez, o consultor especialista é requerido naquelas situações em que é constatada a presença de comorbidades, sobretudo em subgrupos como idosos e indivíduos com diagnóstico de doenças mentais. Aqui se requer a presença de geriatras, psiquiatras e psicólogos.

Pensamos que você já sabe reconhecer como os diversos campos de saberes ordenam o trabalho multiprofissional. Diante disso, vamos olhar para a ESF e refletir sobre a atuação multiprofissional em prol da APS.

5.3 Atenção multidisciplinar e interdisciplinar na ESF

A importância da multidisciplinaridade no campo da saúde coletiva, e os numerosos estudos já publicados demonstram isso, é que se trata de uma modalidade organizacional de trabalho que responde muito bem às necessidades contemporâneas de racionalização da assistência à saúde e de ampliação do acesso das populações aos diversos níveis de atenção à saúde (Maurice; Houeto, 2021). Na multidisciplinaridade, integram-se diversos saberes e profissões, essenciais para as práticas de saúde. A importância dessa temática reside no fato de que a multidisciplinaridade está na vanguarda dos modelos de assistência à saúde que responderam às complexas mudanças verificadas nos contextos socioculturais e econômicos. Não é somente no campo sanitário que se reconhece a interdependência e complementaridade das ações de vários profissionais para melhorar a qualidade dos serviços oferecidos.

> A articulação dos olhares dos diferentes trabalhadores da equipe da ESF, que possui a singularidade da presença dos agentes comunitários em saúde, possibilita o desenvolvimento de ações que ultrapassam a racionalidade da assistência curativa, centrada na resolução imediata de problemas de saúde individuais – ação que não deve ser ignorada –, mas que tem se mostrado insuficiente para modificar os níveis de saúde da população. (Pereira; Rivera; Artmann, 2013, p. 328)

Em 2001, Mariza Peduzzi propôs a classificação das equipes multiprofissionais em **agrupamento** e **interação**. Na modalidade de trabalho de agrupamento, observa-se uma fragmentação das ações e relações de distanciamento dos trabalhadores entre si e com o trabalho que executam. Diferentemente, na modalidade interação, há uma integração dos trabalhos especializados e dos profissionais que os executam. A lógica que orienta o trabalho da equipe multidisciplinar é a integralidade, a democratização das relações e a interação comunicativa. E tais elementos são fundamentais para a reestruturação e manutenção de práticas assistenciais integradas (Peduzzi, 2001).

É fundamental que exista uma situação favorável para o êxito do trabalho multidisciplinar, envolvendo elementos como: infraestrutura, acesso a equipamentos para suporte de diagnóstico, educação permanente e apoio gerencial e matricial[10] (Pereira; Rivera; Artmann, 2013).

5.3.1 Desafios futuros para a atenção multidisciplinar na ESF

A OMS publicou, em 2010, um relatório afirmando que equipes que atuam de modo interdisciplinar promovem melhores resultados naqueles espaços, que poderíamos denominar *medicina familiar*. Ou seja, na ESF, com a atuação interdisciplinar, é possível observar, além de melhores resultados nos tratamentos adotados, um maior controle de morbidades e melhores índices de desenvolvimento humano (WHO, 2010). Existindo uma junção de papéis em direção a objetivos comuns, não nos surpreenderíamos com menores taxas de complicações e de erros médicos. O que ocorre é que, para que a efetividade do trabalho da equipe da ESF seja demonstrada, é necessário dar atenção ao objetivo das competências de cada membro da equipe.

No modelo hierárquico tradicional da assistência à saúde, o profissional médico é quem lidera as ações e coordena todos os

---

10 "O Apoio Matricial em saúde objetiva assegurar retaguarda especializada a equipes e profissionais encarregados da atenção a problemas de saúde, de maneira personalizada e interativa. Opera com o conceito de núcleo e de campo. Assim: um especialista com determinado núcleo, [sic] apoia especialistas com outro núcleo de formação, objetivando a ampliação da eficácia de sua atuação" (Cunha; Campos, 2011, p. 964).

procedimentos de cuidado dispensados ao paciente. É o médico que, além de prescrever medicamentos e intervenções, justificadas pelas avaliações clínicas realizadas, supervisiona as terapias recomendadas por outros profissionais. Nesse modelo, farmacêuticos, enfermeiros, fisioterapeutas e outros profissionais de saúde e técnicos não participam do processo de tomada de decisões. O que se espera é que sigam as ordens médicas. Mas, felizmente, essa abordagem tradicional em saúde está sendo rejeitada em favor da atenção integral em saúde, em que as competências dos membros das equipes se complementam. Na ESF, os profissionais têm a oportunidade de compreender como muitas de suas competências se sobrepõem, o que lhes permite colaborar efetivamente na promoção da saúde do indivíduo, da família e da comunidade.

Maria Angélica Marchetti e colaboradores (Marchetti et al., 2023) discutiram a necessidade de incorporar novas concepções para a formação dos profissionais para atuar com a família na APS. Se, de fato, o atendimento interdisciplinar, por sua característica de integralidade, proporciona uma melhor qualidade de vida para os indivíduos assistidos, é fundamental que os modelos de formação dos futuros profissionais sejam alterados em função dos objetivos da APS. O que está em evidência na interdisciplinaridade não é o saber (*lógos*), mas a ação (*érgon*). Fundamentalmente, no domicílio em que ocorre prioritariamente a ação da ESF, a interdisciplinaridade possibilita o ato corajoso do perguntar e do duvidar.

Uma educação interprofissional é condição fundamental para um efetivo trabalho colaborativo. Todavia, é importante que os futuros profissionais compreendam, durante seu processo de formação, que trabalhar junto uns com os outros não é sinônimo de trabalho colaborativo, muito menos de interdisciplinaridade. Conceitos como **vínculo**, **responsabilidade**, **acessibilidade**,

atenção abrangente e integral, **resolutividade** e **protagonismo na gestão do cuidado** devem estar presentes no processo de formação e de trabalho para a ESF. Um dos maiores obstáculos para o exercício da interdisciplinaridade é que os profissionais de saúde, que trabalharão juntos nas equipes da ESF, são formados separadamente (Peruzzo et al., 2018). Abordemos, portanto, os aspectos relacionados à formação interdisciplinar dos profissionais de saúde para a ESF.

A natureza da relação estabelecida entre a família e os profissionais de saúde é essencialmente terapêutica. Tal condição exige, na formação desses profissionais, elaborações criativas e críticas dos conhecimentos. Além do mais, os profissionais de saúde devem ser estimulados a reconhecer os saberes preexistentes no núcleo familiar e no território em que trabalham. Conhecimento e reconhecimento possibilitarão um permanente diálogo com os diferentes atores desse cenário que é a APS: o indivíduo, a família e os profissionais de saúde.

As saúdes de um território, de uma família e do indivíduo encontram-se interligados, refletindo assim a reciprocidade biopsicossocial e das experiências vividas. Dessa maneira, a saúde é uma condição que está interligada a fenômenos globais, necessitando, portanto, de ações interdisciplinares (Corrêa; Ribeiro, 2012). Portanto, para atuar de modo interdisciplinar, é requerido do profissional uma competência, a qual, para ser estabelecida, necessita que a formação do profissional transponha a centralidade de currículos – que, em grande parte, estão organizados em disciplinas. Possivelmente, um dos fatores colaboradores para o delineamento dessa formação centrada em especialidades é o equívoco de se pensar na APS como algo menos complexo, como em geral se pensa na Atenção Terciária. A APS não requer menos preparo do profissional. Ao contrário, ela dever ser dinâmica, provocadora do pensamento e estimuladora de diálogos entre esse profissional e as famílias às quais ele deverá assistir (Guzmán et al., 2021).

Marchetti et al. (2023) consideram como importantes no processo de formação a articulação teórica entre os pressupostos do cuidado centrado no paciente e na família, o eixo estruturante da APS e os marcos da educação interprofissional. Sob o pressuposto do cuidado centrado na pessoa e na comunidade, o cenário privilegiado do cuidado é a família com seus integrantes. Profissionais de saúde e família agem e reagem conforme os significados das experiências vividas. A família é o alvo das intervenções normalizantes, o alvo das intervenções que objetivam a promoção da saúde, o espaço de tomada de decisões baseadas na cultura e nos saberes ali presentes. Os profissionais de saúde, aqui, são incentivadores dos processos de cuidado. É fundamental que esses profissionais adotem a postura de escuta de consideração das perspectivas e escolhas do paciente e de sua família. Como já mencionado, a cultura e os saberes existentes são incorporados nas estratégias de cuidados.

No processo formativo dos profissionais de saúde, devem ser contemplados aspectos que promovam a aquisição de habilidades por parte desses profissionais, de compartilhamento de informações e transferência de saberes. As informações e os conhecimentos devem ser compartilhados de modo que sejam úteis, oportunos e afirmativos. A informação compartilhada possibilitará que os pacientes e seus familiares se sintam encorajados a participar das ações de cuidado e da tomada de decisões. Pressupomos que, na ESF, a adoção do paciente e da família como o centro das ações de cuidado seja uma abordagem capaz de tornar o núcleo familiar um importante colaborador nos processos de implementação e avaliação de projetos.

A ideia de que a família está em posição de igualdade junto aos profissionais de saúde, como membro da equipe, é profundamente revolucionário nos processos de educação interprofissional. A família como membro tomador de decisão desencadeia um deslocamento na formação de origem de cada área específica, quebrando o isolamento das especialidades profissionais cuja formação histórica tem impedido experimentações de diálogo. A formação interprofissional deve possibilitar ao estudante ou ao profissional de saúde a aquisição de habilidades para o cuidado em uma prática colaborativa.

E aqui cabe a importância do conceito de **família**. Para Davidson et al. (2017), a família é definida pelo paciente ou, no caso de menores ou daqueles em que não exista a capacidade de tomada de decisão, por seus substitutos. Nesse caso, a família pode estar ou não relacionada com o paciente. Trata-se de indivíduos que dão suporte ao paciente, e com o qual têm um relacionamento significativo. Quando se trata da ESF, é fundamental a compreensão de que a atenção dispensada leva em consideração o cuidado centrado na família, ou seja, trata-se de uma abordagem de cuidados de saúde que reconhece, respeita e responde às necessidades e aos valores individuais das famílias.

No cuidado centrado na família, a equipe interdisciplinar, trabalhando em parceria com a família, melhora o nível de satisfação desta com o trabalho profissional. Os membros das famílias devem ser convidados e estimulados a participar das discussões coordenadas pela equipe. Essa prática eleva o grau de envolvimento da equipe e melhora o nível de satisfação com a comunicação estabelecida entre a equipe e a família (Walter et al., 2019).

Para o fortalecimento do vínculo entre a UAPS e a comunidade, especificamente o núcleo familiar, a equipe interdisciplinar deve incluir atividades de educação familiar como parte do atendimento da ESF. Tais atividades são benéficas para a família e para a comunidade assistida, pois estimulam a confiança, reduzem a ansiedade e o estresse do adoecimento.

É fundamental que, nas etapas de planejamento e execução das ações, seja considerado que a efetividade da atuação interdisciplinar pressupõe que seus integrantes empreguem suas habilidades em trabalhar em grupo. Saber se comunicar de forma eficaz com cada membro, com a família e com o paciente, é uma habilidade fundamental. Sem ela, a atuação interdisciplinar não ocorrerá, **verdadeiramente** (Kwame; Petrucka, 2021). No planejamento das ações, cada profissional integrante da equipe deve ser capaz de reconhecer a finalidade de suas competências, bem como as dos demais profissionais. Cada profissional deve ser capaz, igualmente, de se responsabilizar pelas decisões tomadas pela equipe. E essa capacidade, melhor dizendo, essa habilidade, deveria ser estimulada e ter seu desenvolvimento inicial já na graduação.

Professores universitários devem proporcionar aos estudantes a aquisição de conhecimentos e habilidades, de modo a atuarem com competência na ESF (Clapis et al., 2018). Da mesma maneira, as instituições de ensino superior devem considerar as grades curriculares dos cursos que formam profissionais que atuam na APS, particularmente em ESF. É fundamental que os métodos de ensino e os currículos sejam ajustados para essa finalidade.

Reuniões interdisciplinares com familiares deve ser uma rotina nos domicílios. Além de melhorar a satisfação da família, eleva a confiança da família com a UAPS e reduz o conflito entre os atores envolvidos. Os membros da equipe, ao se comunicarem com os membros da família, devem adotar escuta ativa, expressões de empatia e empregar discursos de encorajamento para a adesão às decisões tomadas. É evidente que os profissionais de saúde, para desenvolver ações interdisciplinares, devem ser treinados para a aquisição de habilidades comunicacionais.

Somos favoráveis que assistentes sociais e psicólogos devam ser incluídos em uma equipe interdisciplinar para participar de reuniões familiares. Essa medida melhora a satisfação familiar com a ESF.

5.4 A formação interprofissional para a Atenção Primária à Saúde: uma demanda urgente

É notório que, neste início de século XXI, estamos enfrentando problemas sociais, econômicos e ambientais sem precedentes. O desenvolvimento rápido de novas tecnologias, as migrações populacionais, o envelhecimento da sociedade e a ultraespecialização das profissões de saúde trazem-nos grandes desafios, já que todos, particularmente aqueles que trabalham na ESF, devem aplicar seus conhecimentos e suas habilidades, que exigiram anos para ser estabelecidos, em circunstâncias que se transmutam e se tornam desconhecidas.

Dessa maneira, para que os futuros profissionais da ESF tenham as habilidades indispensáveis para trabalhar de modo interdisciplinar, é preciso que criem currículos em que os estudantes possam aprender uns com os outros a resolver problemas de saúde, que aprendam a ser comunicar, a trocar experiências e saberes. Isso é possível se pensarmos numa formação educacional interprofissional.

Consideremos a possibilidade de que a educação interprofissional seja critério para o exercício profissional junto à ESF. Isso afetaria positivamente a percepção de estudantes, professores, instituições de ensino e profissionais sobre a importância da interdisciplinaridade em saúde. De acordo com Gilbert (2005), quanto mais precocemente forem introduzidos elementos de uma educação interprofissional nos currículos dos futuros profissionais, mais eficaz será o processo formativo para atuação interdisciplinar. Elementos de educação interprofissional permitem aos estudantes o desenvolvimento e reconhecimento de suas competências profissionais, bem como modula uma capacidade de trabalho em equipe, tornando-os flexíveis em acolher o exercício de outras profissões. Introduzir esses elementos nos últimos semestres de formação não é algo recomendado, pois já se desenvolveu no estudante uma abordagem específica de sua futura profissão, sendo criada, assim, uma relutância às abordagens interdisciplinares.

É desafiador para qualquer instituição de ensino superior (IES) desenvolver currículos que incorporem elementos de educação interprofissional. Os principais fatores dificultadores para a implementação dessa proposta são de ordem logística e organizacional. Pensemos, por exemplo, em salas e horários superlotados para a administração simultânea de conteúdos e realização de atividades práticas. Mas o SUS e a sociedade brasileira, de modo geral, esperam que os futuros profissionais de saúde saiam da IES dotados de conhecimentos, habilidades e competências suficientes para o exercício de uma assistência integral e de uma abordagem atualizada das questões sanitárias. Outro importante desafio, particularmente para os que assumem a função de gestores de UAPS, é que considerem o tempo de formação dos profissionais e a dimensão multidisciplinar da grade curricular na qual foram formados.

O caso a seguir retrata a complexidade de situações que diariamente se apresentam às equipes da ESF.

Estudo de caso

O caso de Sandra

Sandra é uma mulher de 26 anos que procurou a UAPS. Ela chegou ao bairro em que a UAPS está localizada há pelos menos três anos. Sandra e os demais integrantes da família estão cadastrados na UAPS. Ela dirigiu-se à UAPS porque teve um bebê, um menino, e ele já tem 30 dias. Ela casou-se recentemente, e o marido é muito próximo da mãe dele, que o aconselha em todas as questões relacionadas ao bebê. Sandra não é brasileira, ela nasceu e viveu por muitos anos na Indonésia, antes de morar no Brasil.

Sandra se expressa com algumas dificuldades. Ela não se sente confortável em consultar-se com um médico do sexo masculino, pois se sente envergonhada. O marido diz que Sandra parece triste e sem disposição para fazer as atividades rotineiras. Ela reluta em sair da cama e em cuidar do bebê, bem como se queixa de dores estomacais. Sandra foi encaminhada à UAPS pela maternidade em que teve o bebê. O esposo desconhece o histórico de saúde de Sandra, que nada revelou sobre alguma doença já por ela vivida.

A consulta

Você a examina fisicamente e não constata nada de anormal. Você solicita um hemograma completo e a dosagem de vitamina D.

Perguntas

a) Ao receber a paciente, que foi referenciada por uma maternidade, como deve ser sua abordagem nessa consulta?
b) Que elementos devem estar presentes em sua avaliação?

Respostas

a) O reconhecimento, o acolhimento e o respeito aos diversos aspectos culturais, étnicos e religiosos das pessoas com problemas comuns de saúde mental são deveres dos profissionais de saúde e de todos os que trabalham em uma unidade de saúde. É preciso que todos os profissionais estejam cientes das possíveis variações nas apresentações dessas condições.
Você precisa ser competente para: 1) avaliar, com muita sensibilidade, os aspectos culturais dos indivíduos e da família; 2) empregar os mais diversos modelos para explicar os problemas de saúde mental mais frequentes; 3) implementar planos de tratamentos que considerem as diferenças étnicas e culturais das pessoas; 4) trabalhar com famílias de diversas origens étnicas e culturais.
b) Para que sua consulta seja eficaz, é importante que você esteja ciente e seja capaz de abordar quaisquer aspectos descritos na resposta 'a' anteriormente indicada. Faça emprego de instrumentos validados para auxiliar no diagnóstico. Para alguns pacientes, a depender de suas culturas de origem, a questão do gênero é bastante significativa. Sandra se sente mais tranquila e ser consultada por uma profissional de saúde do mesmo sexo que ela. Os profissionais de saúde devem ter consciência dessa condição. A depender desses fatores

culturais, os pacientes podem ser mais expressivos ou não, o que não significa que sejam depressivos ou agressivos.

Vejamos outras perguntas das etapas seguintes.

a) A sua hipótese é que Sandra esteja com depressão pós-parto, mas como você confirmará isso?

Resposta

a) A disponibilidade em responder às indagações feitas pelo profissional de saúde variam de indivíduo para indivíduo. Os profissionais de saúde precisam ter habilidades para conduzir entrevistas e aplicar instrumentos que os auxiliem no diagnóstico. Como será necessária uma avaliação completa, a consulta com Sandra requer mais tempo do que uma consulta geral e, possivelmente, mais de uma consulta será necessária. Como ela tem dificuldades de se expressar em português, a presença de seu marido também será importante. Dificilmente haverá na unidade um profissional que fale o idioma materno de Sandra.

Como sua hipótese é de que se trata de uma doença relacionada à saúde mental, a paciente necessita sentir-se acolhida. Comece fazendo perguntas sobre a saúde física de Sandra e seu bebê, dessa maneira ela saberá que será ouvida sobre questões relacionadas à sua condição. Depois do estabelecimento de um relacionamento com Sandra, os sintomas de sofrimento mental podem ser investigados por você.

As duas perguntas indicadas a seguir devem ser feitas à paciente:

a) Você se sentiu desmotivada ou deprimida no último mês?
b) Durante o último mês, você se sentiu triste por ter pouco interesse ou prazer em fazer as coisas?

Respostas

Se Sandra responder "sim" a qualquer uma dessas perguntas, é justificada a aplicação de um questionário de triagem para depressão.

Prosseguindo com o caso

Após um aprofundamento do caso, Sandra dá indícios de que sente que seria melhor para seu bebê se ela morresse. Ela tem a sensação de que a família de seu esposo não gosta dela e de que ela não é importante para ninguém. Ela diz na entrevista que não tem vontade de alimentar o bebê e que ela mesma não tem vontade de comer.

Outra pergunta é a seguinte:

a) Quais fatores devem ser considerados na avaliação e no monitoramento do quadro clínico de Sandra?

Resposta

a) Considere os fatores listados a seguir como elementos que podem ter desencadeado os sintomas:
   - algum episódio anterior de problema de saúde mental;
   - algum problema crônico de saúde;
   - a qualidade das relações interpessoais;
   - experiência de isolamento social, por conta da nacionalidade;
   - história familiar de problemas de saúde mental;

- história de violência doméstica ou de abuso sexual.

Sandra deve ser indagada se teve ou tem ideação suicida, se já tentou o suicídio. Verifique se há alguma probabilidade de que Sandra cometa automutilação ou mesmo o suicídio. Se, em sua avaliação, tais condições se confirmarem, a equipe de saúde deve, com relação à paciente:

- fornecer apoio social adequado à Sandra e a sua família;
- identificar fatores de proteção que possam ajudá-la;
- monitorar com maior frequência o seu estado de saúde;
- referenciá-la a uma unidade especializada em saúde mental.

Uma importante questão agora se instala:

a) Como deverá ser conduzida a avaliação e o monitoramento de Sandra pela equipe da UAPS?

Resposta

a) Pois bem, a APS é a porta de entrada das pessoas ao sistema de saúde. A avaliação e o monitoramento dos riscos precisam ser conduzidos de maneira sensível pela equipe que acompanha Sandra e sua família. Estamos nos referenciando a um caso que requer o envolvimento da família de Sandra para a garantia da efetividade das intervenções futuras. Todos os membros da equipe devem ativamente se envolver com Sandra nesse momento. O ideal é que ela seja acompanhada semanalmente e, como prioridade, o bem-estar do bebê seja avaliado. Não é incomum que familiares recorram a curandeiros, rezadeiras ou sacerdotes ou pastores em busca de uma cura imediata. Esses aspectos precisam ser considerados.

Sandra, ao entrar em contato com um serviço especializado de saúde mental, será acolhida por essa unidade e terá sua condição tratada. A amamentação deverá ser encorajada e assistida. A escolha da farmacoterapia mais segura e efetiva deverá ser realizada, e o monitoramento farmacoterapêutico também deverá ser implantado. Cada uma dessas ações será executada por profissionais membros da equipe.

O caso de Sandra é um exemplo de uma situação favorável para a atuação multidisciplinar e interdisciplinar na ESF. Não se esqueça de que as **atribuições de uma equipe da ESF** são as seguintes:

- Atuando, prioritariamente, no âmbito da APS, a equipe da ESF deve, prioritariamente, realizar uma abordagem biopsicossocial e existencial do processo saúde/doença.
- A equipe da ESF deve desenvolver ações integradas de promoção, proteção, recuperação da saúde, nos âmbitos individual e familiar.
- As práticas de cuidado devem estar centradas na pessoa, com foco na família e orientada para comunidade, privilegiando o acesso, o primeiro contato, o vínculo, a continuidade e a integralidade do cuidado na atenção à saúde.
- Quando o referenciamento para outros especialistas ou outros níveis e setores do sistema for necessário, ele dever realizado sem perda do vínculo.
- É necessário estimular a resiliência, a participação e a autonomia dos indivíduos, das famílias e da comunidade.

- A equipe deve atuar de maneira humanizada, relevando os aspectos científicos, éticos e sociais.

Para saber mais

O ÓLEO de Lorenzo. Direção: George Miller. EUA: Universal Pictures, 1992. 135 min.

O filme indicado tem como objeto central a busca pela cura de uma doença crônico-degenerativa. No drama, personagens que, tradicionalmente, estão envolvidos com o adoecimento e a busca pelo tratamento, servem-nos com narrativas que podem ser empregadas como objetos de análises para abordagens interdisciplinares em saúde.

Síntese

Na ESF estão presentes profissionais de diversas especialidades, compondo diferentes equipes. São profissionais que representam as diferentes disciplinas e que trabalham de modo colaborativo na promoção da saúde. A efetividade das ações da equipe depende da natureza da abordagem conduzida na gestão da assistência dispensada. A adoção de uma abordagem interdisciplinar é muito importante na definição das metas, na tomada de decisões e no compartilhamento de responsabilidades.

Na ESF, é fundamental que o paciente e sua família estejam envolvidos, juntamente dos demais profissionais de saúde e especialistas, na discussão de seu estado de saúde e na tomada de decisões.

A interdisciplinaridade faz contraste com a abordagem multidisciplinar. Na APS do futuro não há mais lugar para equipes cujos membros trabalham de modo independente. É urgente que os planos de cuidados sejam elaborados e implementados por todos os membros e de modo integrado.

Na ESF, a abordagem interdisciplinar melhora os resultados dos pacientes, eleva os níveis de satisfação e confiança do paciente e de sua família, bem como reduz gastos e promove integração entre os profissionais da saúde, entre a família e as UAPS.

É urgente que a formação interdisciplinar seja adotada nas IESs, pois, apesar da existência da ESF como uma estratégia já consolidada, poucos são os profissionais de saúde que receberam formação interdisciplinar.

Questões para revisão

1. Qual é a diferença principal entre uma equipe multidisciplinar e uma equipe interdisciplinar em saúde?

2. Cite alguns dos benefícios da abordagem interdisciplinar.

3. Marque a opção **incorreta**:
    a) A oportunidade de discussão favorecida pelo planejamento de ações interdisciplinares pode ser usada em benefício do paciente, de sua família e de todos os integrantes de uma equipe de ESF.
    b) É do médico que compõe a equipe a tarefa exclusiva de promover uma atmosfera de confiança em que as contribuições são valorizadas e o consenso é estimulado.
    c) Ações assistenciais em saúde, bem integradas e coordenadas, baseadas nas necessidades do paciente, contribuem

na redução de atrasos na prestação de cuidados e evitam a duplicação de avaliações.

d) A integração da equipe de saúde é imprescindível para que o atendimento e o cuidado alcancem a amplitude do ser humano.

4. Indique se as sentenças a seguir são falsas (F) ou verdadeiras (V)

( ) Uma abordagem interdisciplinar conta com profissionais de saúde de diferentes disciplinas, juntamente ao paciente, trabalhando de maneira colaborativa em equipe.

( ) As equipes mais eficazes compartilham responsabilidades e promovem a interdependência de papéis, respeitando a experiência e a autonomia de cada membro.

( ) Um paciente idoso jamais pode participar na avaliação conjunta, no diagnóstico e na definição de metas de seu tratamento.

( ) Em uma equipe multidisciplinar, o médico, em geral, é o responsável pela decisão do tratamento, e os outros profissionais vão se adequar à demanda do paciente e às decisões do médico referente ao paciente.

Agora, assinale a alternativa que corresponde à sequência obtida:

a) F, V, V, V.
b) V, V, F, V.
c) F, V, F, V.
d) V, V, V, V.

5. Que fator antecedeu a implantação da ESF no Brasil?

a) A pandemia de covid-19 pelo coronavírus.
b) A Resolução n. 671, de 5 de abril de 2022, do Conselho Nacional de Saúde.
c) A Criação do Programa de Agentes Comunitários de Saúde (PACS) pelo Ministério da Saúde em 1991.
d) Criação do Núcleo de Apoio à Saúde da Família em 1994.

Questões para reflexão

1. Sua formação profissional lhe permite atuar de modo efetivo numa ESF?

2. Você já vivenciou ou conhece alguém que tenha vivenciado uma colaboração genuína entre profissionais de saúde?

3. Erros médicos podem ser evitados numa abordagem interdisciplinar?

4. Afinal de contas, a medicina privilegia o corpo individual ou o corpo populacional?

5. Qual é a relação entre a epistemologia e a interdisciplinaridade?

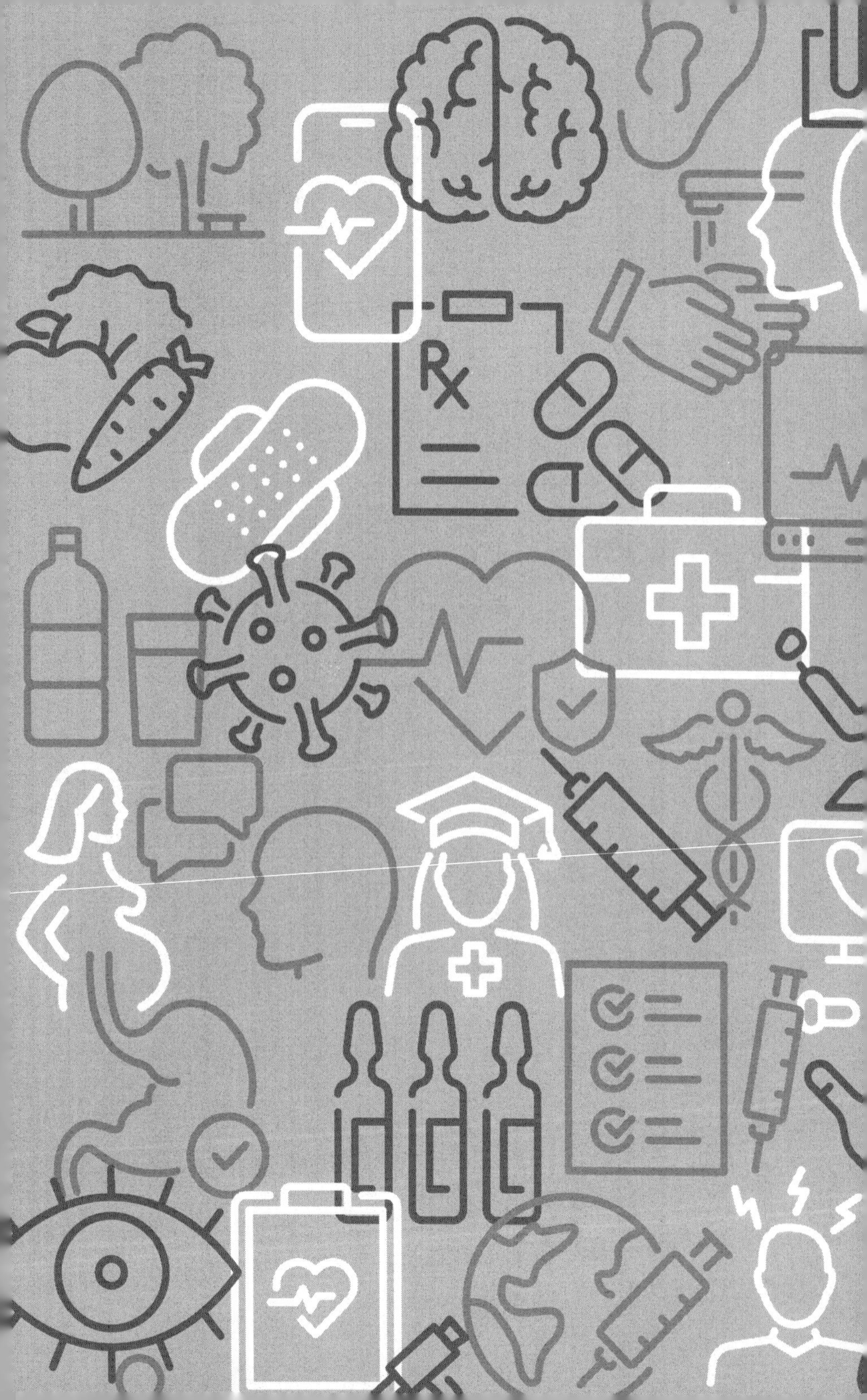

Considerações finais

Desde que a saúde se tornou um **dever** e, consequentemente, um **direito**, ela atrai para si diversos atores que, munidos de suas perspectivas e seus interesses, tecem em torno desse **bem** uma rede de forças constitutivas de práticas e saberes, logo, produtoras de subjetividades, vinculadas a sistemas político-econômicos heterogêneos. Ocupando-se dessas práticas e dos saberes produzidos nesse campo disciplinar denominado *saúde coletiva*, temos pesquisadores, profissionais e gestores de saúde. Afinal, a saúde não é um **bem gratuito**, é preciso pagar para usufruir desse benefício.

A doença é resultado de uma falta, mas não é a medicina o único campo de saber responsabilizado por confrontar os efeitos negativos da ausência de elementos que promovem o adoecimento. Por outro lado, não é o consumo de serviços de saúde e de insumos a única atividade humana que nos preserva do adoecimento.

O corpo ocupa um lugar estratégico no circuito de manutenção e funcionamento da matriz econômica mundial. Para mantê-lo ativo como mão de obra, geradora de riquezas, e como agente de consumo, o mercado passou a fornecer importantes justificativas para mantê-lo saudável. Aliás, os melhores argumentos e as mais convincentes justificativas para a incorporação de novas tecnologias em saúde são justamente aqueles/aquelas que impactam a elevação dos lucros e a redução de gastos.

As considerações aqui postas são próprias do campo da saúde coletiva, daí que, sem ela, padeceríamos pela ausência de um território em que é possível, ainda, elaborar colisões teórico-práticas em prol da promoção da saúde e do desenvolvimento humano. Aproximamo-nos de um quarto do século XXI e as crises econômicas, ambientais e raciais acentuam-se. Os conflitos bélicos expõem as precárias condições de vida de milhões de indivíduos e o sentimento, que parece comum, é de que a maioria das nações elegeu para o desenvolvimento um percurso equivocado. Uma das perguntas que emerge das pesquisas da saúde coletiva é: "o que exatamente precisamos fazer para solucionarmos os velhos e novos desafios?" A resposta para essa questão, que não é nova, nunca foi simples e jamais será.

O que os pesquisadores da saúde coletiva descobriram, há muito tempo, é que as melhorias das condições de vida e de saúde não dependem exclusivamente do sistema econômico. Entretanto, as análises elaboradas pelos profissionais e gestores de saúde, fortalecidas pelos achados investigativos, apontam que a degradação da natureza e do planeta no qual vivemos, resultado dos investimentos industriais em prol da sustentabilidade do sistema econômico, tem resultado em condições ameaçadoras da vida e da saúde global. Estamos sendo pilhados.

A doença como condição ameaçadora da vida humana consolida-se como a propulsora do desenvolvimento tecnológico em saúde, da criação de novas instituições de ensino e de pesquisa em saúde, do investimento de novos fármacos e de novas modalidades de exames e de monitoramento clínico. A **anormalidade** nunca foi uma condição a ser extinguida. Pelo contrário, ela é um estado a ser imortalizado. À medida que consumimos na expectativa de obtermos saúde e longevidade, mais nos expomos a fatores e agentes de adoecimento. Paradoxalmente, buscamos sobreviver a tudo o que nos ameaça, mesmo que em certa medida aquilo que nos agride seja resultado de nossas ações.

As conferências mundiais que pautaram e pautam as políticas de saúde orbitaram em torno da saúde como uma condição a ser promovida, edificada, instituída, cultivada e financiada pelo Estado e pelos indivíduos. As estratégias adotadas para esses propósitos encontram-se em construção. Mas ainda carecemos de recursos. Como uma condição a ser perpetuamente mantida, todos os investimentos para a promoção da saúde serão insuficientes. Necessitaríamos livrarmo-nos de tudo o que nos faz adoecer e morrer. Uma condição utópica. Entretanto, considerada. A saúde perfeita é objeto de discussões, pesquisas e de políticas. A concepção eugênica nata no final do século XIX ainda atravessa nossas práticas humanas. O capitalismo e a medicina necessitaram da doença para se consolidarem, assim como da desqualificação das práticas de medicina popular.

O colapso climático ocasionado pelo processo de degradação ambiental planetário soma-se às contaminações ambientais. Estamos morrendo. A sustentabilidade é condição vital para todos os seres que residem em nosso planeta. Os mais vulneráveis já começam a desaparecer. O enfrentamento das desigualdades não é somente uma política prioritária para a promoção da saúde, mas de proteção de cada vida existente.

A produção e consumo de bens imateriais tornou-se a mais nova obsessão da sociedade contemporânea. O Estado encontra-se cada vez mais ausente. Padecemos por governanças que priorizem a participação coletiva nos processos de tomada de decisões. Carecemos de intelectuais e de pensadores, instauradores de novas moralidades, promovedores de comportamentos que enalteçam os seres humanos, que os preservem. As crises estabelecidas como produto das tensões entre o mercado e o Estado têm abolido a capacidade do Estado em gerenciar os problemas de saúde desencadeados por tais conflitos. O mercado precisa sobreviver e, para isso, necessita do Estado, mas a existência do Estado é obstáculo para o mercado. A solução para o enfrentamento de tamanha ambiguidade é destitui-lo minimamente da prerrogativa de governança de nossos direitos fundamentais.

As análises que realizamos na presente obra têm como objetivo geral a de sensibilizar os profissionais e pesquisadores a direcionarem seus futuros árduos trabalhos no campo da saúde coletiva para a elaboração de estratégias de desmonte das políticas predatórias e estabelecermos políticas afirmativas da vida. Não somos forragem. Podemos promover práticas coletivas emancipatórias. Não se trata de sermos reacionários, mas de sermos inteligentes e de elegermos importantes problemas a serem confrontados e solucionados. As pesquisas no campo da saúde coletiva sempre nos oferecem pontos, linhas, diagramas, mapas, conexões e resistências.

A saúde coletiva é, antes de tudo, práxis, mobilidade, engajamento, uma espécie de cooperação em favor da saúde dos indivíduos e da sociedade. Foi com esse objetivo que o presente livro foi tecido. As peças que o moldaram foram retiradas de diferentes caixas de ferramentas, sendo ele próprio mais uma caixa, um exercício de cidadania.

Sendo a saúde coletiva um complexo conjunto de objetos, saberes e práticas, abordados a partir de diferentes perspectivas, não poderíamos ignorar a colaboração das diversas disciplinas em nossa ocupação pelo ser humano, de modo que, como estudantes ou pesquisadores da saúde coletiva, sentimo-nos apoiados em nossa tarefa de pensarmos as necessidades sociais em saúde da sociedade mundial e da maneira como se organizam os serviços de saúde, seu planejamento e sua gestão. Mas não se trata de uma tarefa fácil.

A presente obra, como ela se intitula, tratou de tópicos. Obviamente, dezenas de outros aspectos poderiam ser abordados. E o faremos, posteriormente. Aqui, nosso objetivo foi o de apresentar a saúde em sua condição complexa, um estado que sofre os efeitos da crise dos diversos modelos de sua abordagem.

O modelo hegemônico de prestação de cuidados, centralizado na doença, reduz a complexa determinação social da saúde, e a medicalização da vida humana, que é a expressão desse modelo, denuncia sua impossibilidade de cuidar de modo integral da vida humana. Problematizar esse aspecto é o nosso modo de intervir, de exercer efeitos sobre o modo de pensar e agir dos profissionais e gestores de saúde, e também sobre os usuários dos sistemas de saúde. Afinal de contas, a gestão da saúde é a gestão da vida, e essa gestão está vinculada a uma política.

Escrever é um ato político, uma arte de governo, portanto, uma maneira de intervir sobre as probabilidades de um evento. Nossa expectativa é de que o presente livro seja "apossado", seja considerado uma caixa de ferramentas, repleta de diversas utilidades. Uma vez que seja tomado por outro leitor, este livro não terá mais um único autor e poderá ser utilizado em empregos diversos. Para que de fato serve um livro? Eis uma pergunta cujas respostas são imprevisíveis. Uma ferramenta tem várias utilidades, a depender das circunstâncias e de seu portador. Poder ser usada uma vez, centenas de vezes ou nenhuma. O importante é sua existência, sua disponibilidade.

A saúde coletiva no Brasil, apesar de todos os maravilhosos avanços, sofre os efeitos do silêncio daqueles que **ainda** pensam. Ela carece de um engajamento "desinteressado" dos intelectuais. Nossa expectativa é a de que alguns deles, tomando em mãos este livro, sejam provocados a criticá-lo e a "dizer melhor" o que não fora dito, acrescentando ou corrigindo o que buscamos, em forma de balbucios, lançando ao horizonte. Pensar é um exercício demorado, é uma atividade que sempre nos remete à finitude, à experiência com a morte. Na realidade, ocupamo-nos com a morte, e não com a vida, pois nosso grande objetivo é resistir-lhe. A recente trágica experiência com a pandemia de covid-19 nos remeteu a isso. Este livro pretende ser uma ferramenta de potencialização das **boas** práticas de saúde, de ensino e formação de recursos humanos. Nós carecemos disso.

A maioria dos leitores sabe o que é um rizoma, e sabe que o rizoma nunca está no começo e nem no fim. O rizoma encontra-se sempre no meio. Uma escrita rizomática, oriunda de um pensamento rizomático, ou seja, de uma escrita que se constitui a partir da conjunção "e... e... e", é o que pretendíamos aos abordarmos os tópicos apresentados. Não queremos que o leitor se ocupe com questões inúteis, como: "De onde vocês vêm? Aonde querem chegar?". Tais indagações promovem somente uma falsa concepção de uma viagem. Queremos estar entre outros temas, outras disciplinas, e isso não significa que devemos nos fixar, mas tomar uma direção perpendicular, transversal. A saúde coletiva se recusa a ser capturada, e nossas questões são: Como escapar? Como ir para fora? Como resistir aos processos medicalizantes?

As publicações científicas sobre a participação dos indivíduos nos processos de gestão dos serviços de saúde, por exemplo, não retratam em absoluto as perspectivas individuais dos assistidos, mas se concentram no fortalecimento de uma governança biopolítica. Os enunciados de verdade elaborados pelo **campo científico** e pelos organismos governamentais têm a finalidade de **normalização**. Pensemos, por exemplo, nas decisões tomadas pelos pacientes e seus familiares após o conhecimento de um diagnóstico, de um resultado laboratorial. Essas decisões pouco são problematizadas. Esses movimentos de desterritorialização ainda carecem de investigações no campo da saúde coletiva. Portanto, a saúde coletiva nos põe em contato com o de fora, tornando o pensamento uma máquina de transformação.

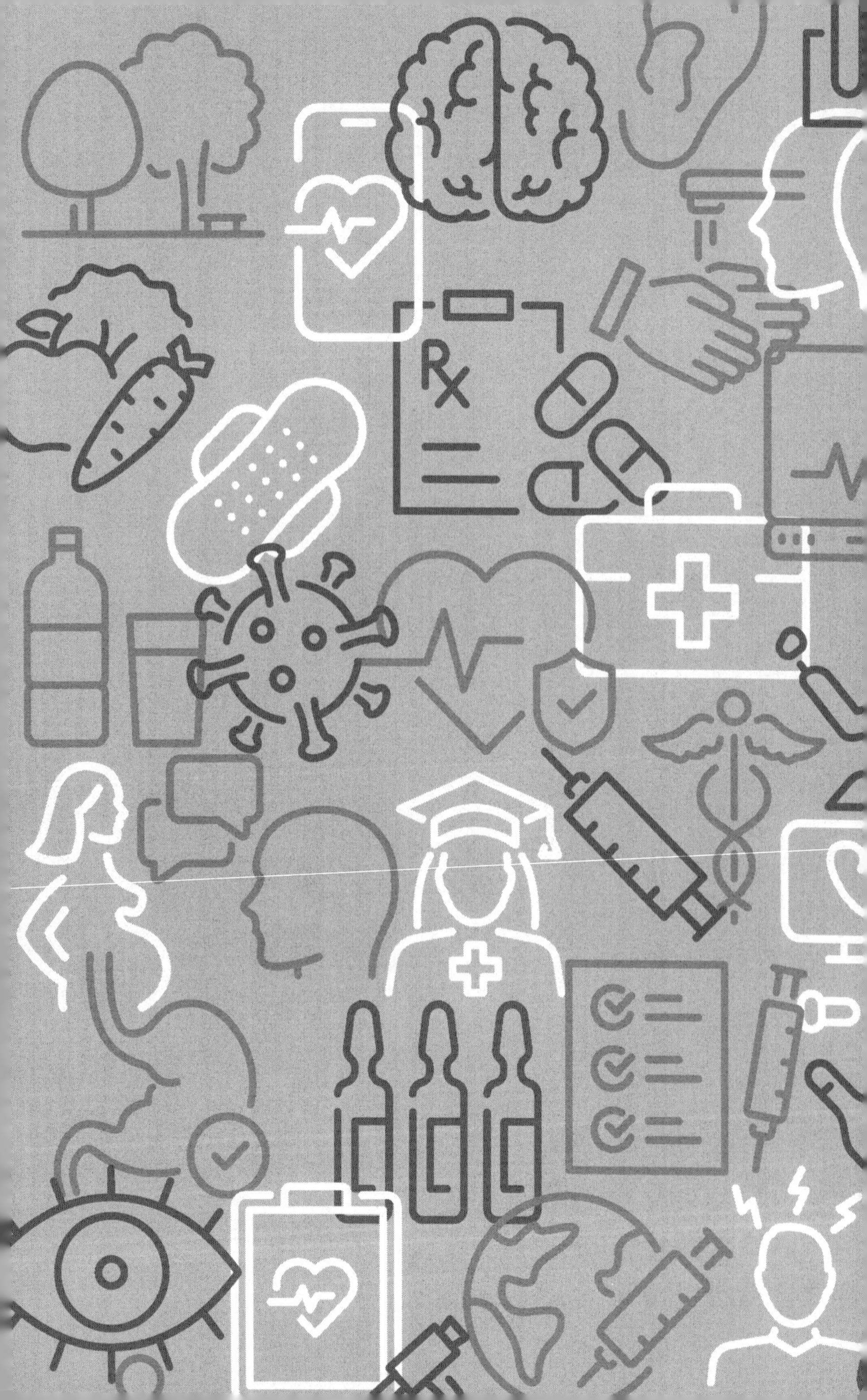

Referências

ACKERKNECHT, E. H. Hygiene in France, 1815-1848. **Bulletin of the History of Medicine**, v. 22, n. 2, p. 117-155, 1948. Disponível em: <https://www.jstor.org/stable/44443362>. Acesso em: 11 jun. 2024.

AGGARWAL, A.; AERAN, H.; RATHEE, M. Quality management in healthcare: The pivotal desideratum. **Journal of Oral Biology and Craniofacial Research**, v. 9, n. 2, p. 180-182, 2019. Disponível em: <https://www.ncbi.nlm.nih.gov/pmc/articles/PMC6561897/pdf/main.pdf>. Acesso em: 11 jun. 2024.

AHPA – Allied Health Professions Australian. **What is allied health?** Disponível em: <https://ahpa.com.au/what-is-allied-health>. Acesso em: 11 jun. 2024.

ALMEIDA, J. M. C. Mental health policy in Brazil: what's at stake in the changes currently under way. **Cadernos de Saúde Pública**, v. 35, n. 11, 2019. Disponível em: <https://cadernos.ensp.fiocruz.br/ojs/index.php/csp/article/view/6962>. Acesso em: 11 jun. 2024.

AMZAT, J.; RAZUM, O. Health, Disease, and Illness as Conceptual Tools. **Medical Sociology in Africa**, p. 21-37, 28 Feb. 2014a. Disponível em: <https://www.ncbi.nlm.nih.gov/pmc/articles/PMC7120775>. Acesso em: 11 jun. 2024.

AMZAT, J.; RAZUM, O. Sociology and Health. **Medical Sociology in Africa**, p. 1-19, 2014b. Disponível em: <https://link.springer.com/book/10.1007/978-3-319-03986-2>. Acesso em: 11 jun. 2024.

ANDREWS, J. History of Medicine: Health, Medicine and Disease in the Eighteenth Century. **Journal for Eighteenth-Century Studies**, v. 34, n. 4, p. 503-515, Nov. 2011. Disponível em: <https://www.ncbi.nlm.nih.gov/pmc/articles/PMC4113931>. Acesso em: 11 jun. 2024.

ARANTES, L. J.; SHIMIZU, H. E.; MERCHÁN-HAMANN, E. Contribuições e desafios da Estratégia Saúde da Família na Atenção Primária à Saúde no Brasil: revisão da literatura. **Ciência & Saúde Coletiva**, v. 21, n. 5, p. 1499-1510, maio 2016. Disponível em: <https://www.cienciaesaudecoletiva.com.br/artigos/contribuicoes-e-desafios-da-estrategia-saude-da-familia-na-atencao-primaria-a-saude-do-brasil-revisao-da-literatura/15439?id=15439>. Acesso em: 11 jun. 2024.

BABIKER, A. et al. Health Care Professional Development: Working as a Team to Improve Patient Care. **Sudanese Journal Paediatrics**, v. 14, n. 2, p. 9-16, 2014. Disponível em: <https://www.ncbi.nlm.nih.gov/pmc/articles/PMC4949805>. Acesso em: 11 jun. 2024.

BAICKER, K.; CHANDRA, A. Evidence-Based Health Policy. **New England Journal of Medicine**, v. 377, n. 25, p. 2413-2415, 2017. Disponível em: <https://sci-hub.hkvisa.net/10.1056/NEJMp1709816>. Acesso em: 11 jun. 2024.

BANASZAK-HOLL, J.; BRADLEY, E.; NEMBHARD, I. Leadership and Management: a Framework for Action. In: BURNS, L. R.; BRADLEY, E. H.; WEINER, B. J. (Ed.). **Shortell and Kaluzny's Healthcare Management**: Organization Design and Behavior. New York: Delmar Thomson Learning, 2011. p. 33-63.

BAQUERO, O. S. One Health of Peripheries: Biopolitics, Social Determination, and Field of Praxis. **Frontiers in Public Health**, v. 9, p. 617003, 30 jun. 2021. Disponível em: <https://www.frontiersin.org/articles/10.3389/fpubh.2021.617003/full>. Acesso em: 11 jun. 2024.

BATISTA, K. B. C.; GONÇALVES, O. S. J. Formação dos profissionais de saúde para o SUS: significado e cuidado. **Saúde e Sociedade**, v. 20, n. 4, p. 884-899, out. 2011. Disponível em: <https://www.scielo.br/j/sausoc/a/9QMxSsmqMcqQPjXP9fbthCn/abstract/?lang=pt#>. Acesso em: 11 jun. 2024.

BAUM, F. E. et al. The Potential for Multi-Disciplinary Primary Health Care Services to Take Action on the Social Determinants of Health: Actions and Constraints. **BMC Public Health**, v. 13, n. 1, 10 May 2013. Disponível em: <https://bmcpublichealth.biomedcentral.com/articles/10.1186/1471-2458-13-460>. Acesso em: 11 jun. 2024.

BÉHAGUE, D. P.; GONÇALVES, H.; VICTORA, C. G. Anthropology and Epidemiology: Learning Epistemological Lessons through a Collaborative Venture. **Ciência & Saúde Coletiva**, v. 13, n. 6, p. 1701-1710, 2008. Disponível em: <https://www.scielo.br/j/csc/a/3Bx3DPPnkyDH5yLX86wDy6c/?lang=en>. Acesso em: 11 jun. 2024.

BEHERA, B. K.; PRASAD, R.; SHYAMBHAVEE. Primary Health-Care Goal and Principles. **Healthcare Strategies and Planning for Social Inclusion and Development**, p. 221-239, 2022. Disponível em: <https://www.ncbi.nlm.nih.gov/pmc/articles/PMC8607883>. Acesso em: 11 jun. 2024.

BENDOWSKA, A.; BAUM, E. The Significance of Cooperation in Interdisciplinary Health Care Teams as Perceived by Polish Medical Students. **International Journal of Environmental Research and Public Health**, v. 20, n. 2, p. 954, Jan. 2023. Disponível em: <https://www.ncbi.nlm.nih.gov/pmc/articles/PMC9859360>. Acesso em: 11 jun. 2024.

BERGASSE, N. **Lettre d'un Médecin de la Faculté de Paris, A un Médecin du College de Londres**: Ouvrage dans Lequel On Prouve Contre M. Mesmer, Que le Magnétisme Animal n'Existe Pas. La Haye: [S.n.], 1781.

BERLIÈRE, J. M. Images de la police: deux siècles de fantasmes? **Criminocorpus:** Histoire de la justice, des crimes et des paines. Paris, janv. 2009. Disponível em: <https://journals.openedition.org/criminocorpus/206#text>. Acesso em: 11 jun. 2024.

BERRIDGE, V. History in Public Health: who needs it? **The Lancet**, v. 356, n. 9245, p. 1923-1925, dez. 2000.

BERTONI, A. A engenharia sanitária a serviço do urbanismo: a contribuição de Saturnino de Brito e Victor da Silva Freire para a construção dos saberes urbanos. **Revista de Pesquisa em Arquitetura e Urbanismo**, v. 22, n. 2, p. 74-83, 2015. Disponível em: <https://www.revistas.usp.br/risco/article/view/124546/121055>. Acesso em: 11 jun. 2024.

BOLTON, R. E. et al. Integrating Personalized Care Planning into Primary Care: a Multiple-Case Study of Early Adopting Patient-Centered Medical Homes. **Journal of General Internal Medicine**, v. 35, n. 2, p. 428-436, 2020. Disponível em: <https://www.ncbi.nlm.nih.gov/pmc/articles/PMC7018887>. Acesso em: 11 jun. 2024.

BOFF, L. **A águia e a galinha**. 4. ed. Rio de Janeiro: Sextante, 1999.

BOON, M.; VAN BAALEN, S. Epistemology for Interdisciplinary Research: Shifting Philosophical Paradigms of Science. **European Journal for Philosophy of Science**, v. 9, n. 1, p. 16, 2019. Disponível em: <https://pubmed.ncbi.nlm.nih.gov/30873248>. Acesso em: 11 jun. 2024.

BRAGA, I. F. A. et al. Criminal Liability of Medical Professionals in the São Paulo State Court of Appeals. **Einstein**, São Paulo, v. 16, n. 1, 23 Apr. 2018. Disponível em: <https://www.scielo.br/j/eins/a/zrfknzvWyW78vHzjZDmV6ny/#>. Acesso em: 11 jun. 2024.

BRASIL. **A experiência brasileira em sistemas de informação em saúde**. Brasília: Ed. do Ministério da Saúde, 2009. 2 v. Disponível em: <https://bvsms.saude.gov.br/bvs/publicacoes/experiencia_brasileira_sistemas_saude_volume2.pdf>. Acesso em: 11 jun. 2024.

BRASIL. CONASS – Conselho Nacional de Secretários de Saúde. **Para entender a gestão do SUS**. Brasília: Conass, 2003. Disponível em: <https://bvsms.saude.gov.br/bvs/publicacoes/para_entender_gestao.pdf>. Acesso em: 11 jun. 2024.

BRASIL. Constituição (1988). **Diário Oficial da União**, Brasília, DF, 5 out. 1988. Texto constitucional promulgado em 5 de outubro de 1988, com as alterações determinadas pelas Emendas Constitucionais de Revisão nos 1 a 6/94, pelas Emendas Constitucionais nos 1/92 a 91/2016 e pelo Decreto Legislativo no 186/2008. Brasília: Senado Federal, Coordenação de Edições Técnicas, 2016. Disponível em: <https://www2.senado.leg.br/bdsf/bitstream/handle/id/518231/CF88_Livro_EC91_2016.pdf>. Acesso em: 11 jun. 2024.

BRASIL. Decreto n. 7.508, de 28 de junho de 2011. **Diário Oficial da União**, Brasília, DF, 29 jun. 2011. Disponível em: <https://www.planalto.gov.br/ccivil_03/_ato2011-2014/2011/decreto/d7508.htm>. Acesso em: 11 jun. 2024.

BRASIL. Decreto n. 99.438, de 7 de agosto de 1990. **Diário Oficial da União**, Brasília, DF, 8 ago. 1990a. Disponível em: <https://www2.camara.leg.br/legin/fed/decret/1990/decreto-99438-7-agosto-1990-342656-publicacaooriginal-1-pe.html>. Acesso em: 11 jun. 2024.

BRASIL. Emenda Constitucional n. 29, de 13 de setembro de 2000. **Diário Oficial da União**. Brasília, DF, 14 set. 2000a. Disponível em: <https://www.planalto.gov.br/ccivil_03/constituicao/emendas/emc/emc29.htm>. Acesso em: 11 jun. 2024.

BRASIL. Lei n. 6.439, de 1º De setembro de 1977. **Diário Oficial da União**, Poder Executivo, Brasília, DF, 2 set. 1977. Disponível em: <http://www.planalto.gov.br/ccivil_03/leis/l6439.htm>. Acesso em: 11 jun. 2024.

BRASIL. Lei n. 8.080, de 19 de setembro de 1990. **Diário Oficial da União**, Poder Legislativo, Brasília, DF, 20 set. 1990b. Disponível em: <https://www.planalto.gov.br/ccivil_03/leis/l8080.htm>. Acesso em: 11 jun. 2024.

BRASIL. Lei n. 8.142, de 28 de dezembro de 1990. **Diário Oficial da União**, Poder Legislativo, Brasília, DF, 31 dez. 1990c. Disponível em: <https://www.planalto.gov.br/ccivil_03/leis/l8142.htm>. Acesso em: 11 jun. 2024.

BRASIL. Ministério da Saúde. Conselho Nacional de Saúde. **Para entender o controle social na saúde**. Brasília: Ministério da Saúde, 2014. Disponível em: <https://bvsms.saude.gov.br/bvs/publicacoes/para_entender_controle_social_saude.pdf>. Acesso em: 11 jun. 2024.

BRASIL. Ministério da Saúde. **Norma Operacional da Assistência à Saúde / SUS – NOAS-SUS 01/02**. Brasília, Ministério da Saúde, 2002. Disponível em: <https://bvsms.saude.gov.br/bvs/saudelegis/gm/2009/anexos/anexoII_prt2048.pdf>. Acesso em: 11 jun. 2024.

BRASIL. Ministério da Saúde. **Plano Nacional de Saúde 2020-2023**. Brasília, 2020. Disponível em: <https://bvsms.saude.gov.br/bvs/publicacoes/plano_nacional_saude_2020_2023.pdf>. Acesso em: 11 jun. 2024.

BRASIL. Ministério da Saúde. Política Nacional de Medicamentos. **Revista de Saúde Pública**, v. 34, n. 2, p. 206-209, abr. 2000b. Disponível em: <https://www.scielo.br/j/rsp/a/tdRHkVdVnDN39rKFqWhgDqv/?lang=pt>. Acesso em: 11 jun. 2024.

BRASIL. Ministério da Saúde. Portaria n. 1.823, de 23 de agosto de 2012. **Diário Oficial da União**, Brasília, DF, 23 ago. 2012. Disponível em: <https://bvsms.saude.gov.br/bvs/saudelegis/gm/2012/prt1823_23_08_2012.html>. Acesso em: 11 jun. 2024.

BRASIL. Ministério da Saúde. Portaria n. 4.279, de 30 de dezembro de 2010. **Diário Oficial da União**, Brasília, DF, 30 dez. 2010. Disponível em: <https://conselho.saude.gov.br/ultimas_noticias/2011/img/07_jan_portaria4279_301210.pdf>. Acesso em: 11 jun. 2024.

BRASIL. Ministério da Saúde. Secretaria de Assistência à Saúde. **Saúde da família**: uma estratégia para a reorientação do modelo assistencial. Brasília: Ministério da Saúde, 1997. Disponível em: <https://pesquisa.bvsalud.org/bvsms/resource/pt/mis-1811>. Acesso em: 11 jun. 2024.

BROWN, D. Workers, Workhouses, and the Sick Poor: Health and Institutional Health Care in the Long Nineteenth Century. **Journal of Urban History**, v. 43, n. 1, p. 180-188, 2017.

BROWN, T. M.; CUETO, M.; FEE, E. The World Health Organization and the Transition from "International" to "Global" Public Health. **American Journal of Public Health**, v. 96, n. 1, p. 62-72, 2006. Disponível em: <https://www.ncbi.nlm.nih.gov/pmc/articles/PMC1470434>. Acesso em: 11 jun. 2024.

BRÜGELMANN, J. Observations on the Process of Medicalization in Germany, 1770-1830, Based on Medical Topographies. **History Reflection**, v. 9, n. 1-2, p. 131-149, 1982. Disponível em: <https://pubmed.ncbi.nlm.nih.gov/11632118>. Acesso em: 11 jun. 2024.

BUACHE, P. Exposé d'un plan hydrographique de la ville de Paris. **Des Sciences – Memoires de L'Academie Royale**, p. 371-380, 26 mai 1742. Disponível em: <https://gallica.bnf.fr/ark:/12148/bpt6k5598132g.texteImage>. Acesso em: 11 jun. 2024.

BUCHBINDER, S. B.; SHANKS, N. H.; KITE, B. J. **Introduction to Health Care Management**. Burlington: Jones & Bartlett Learning, 2020.

BUFFOLI, M. et al. Sustainable Healthcare: how to Assess and Improve Healthcare Structures' Sustainability. **Annali di Igiene**, v. 25, p. 411-418, 2013.

BULLOUGH, V. L. Status and Medieval Medicine. **Journal of Health and Human Behavior**, v. 2, n. 3, p. 204, 1961.

BUSEH, A. G. et al. The Ebola Epidemic in West Africa: Challenges, Opportunities, and Policy Priority Areas. **Nursing Outlook**, v. 63, n. 1, p. 30-40, 2015. Disponível em: <https://www.ncbi.nlm.nih.gov/pmc/articles/PMC7111626>. Acesso em: 11 jun. 2024.

BUZELLI, M. L.; BOYCE, T. The Privatization of the Italian National Health System and its Impact on Health Emergency Preparedness and Response: the Covid-19 Case. **International Journal of Health Services**, v. 51, n. 4, p. 501-508, 2021. Disponível em: <https://pubmed.ncbi.nlm.nih.gov/34125625>. Acesso em: 11 jun. 2024.

CAMPBELL, D. Anthropology's Contribution to Public Health Policy Development. **McGill Journal of Medicine**, v. 13, n. 1, p. 76-83, 2011. Disponível em: <https://www.ncbi.nlm.nih.gov/pmc/articles/PMC3277334>. Acesso em: 11 jun. 2024.

CANGUILHEM, G. **O normal e o patológico**. Rio de Janeiro: Forense Universitária, 1995.

CARDOSO, C. R. B.; FERNANDES, A. P. M.; SANTOS, I. K. F. M. What Happens in Brazil? A Pandemic of Misinformation that Culminates in an Endless Disease Burden. **Revista da Sociedade Brasileira de Medicina Tropical**, v. 54, dez. 2021. Disponível em: <https://www.scielo.br/j/rsbmt/a/x6z3v5bHDCKPvbdFD7CvY3f/#>. Acesso em: 11 jun. 2024.

CARROLL, P. E. Medical Police and the History of Public Health. **Medical History**, v. 46, n. 4, p. 461-494, Oct. 2002. Disponível em: <https://www.ncbi.nlm.nih.gov/pmc/articles/PMC1044561>. Acesso em: 11 jun. 2024.

CARTER, E. D. Population Control, Public Health, and Development in Mid Twentieth Century Latin America. **Journal of Historical Geography**, v. 62, p. 96-105, Oct. 2018.

CARVALHO, E. R.; SANDARS, J.; CECILIO-FERNANDES, D. Lessons Learned from the Impact of the Covid-19 Pandemic in Brazil on Primary-Care Workplace Learning Groups. **Journal of Research in Nursing**, v. 28, n. 2, p. 143-150, Mar. 2023. Disponível em: <https://www.ncbi.nlm.nih.gov/pmc/articles/PMC10140770>. Acesso em: 11 jun. 2024.

CASSINI, A. et al. Attributable Deaths and Disability-Adjusted Life-Years Caused by Infections with Antibiotic-Resistant Bacteria in the EU and the European Economic Area in 2015: a Population-Level Modelling Analysis. **The Lancet**, v. 19, n. 1, p. 56-66, Jan. 2019. Disponível em: <https://www.thelancet.com/journals/laninf/article/PIIS1473-3099(18)30605-4/fulltext>. Acesso em: 11 jun. 2024.

CASTILLO-SEPÚLVEDA, J.; BYWATERS-COLLADO, F.; GÁLVEZ-RAMÍREZ, M. Sobre la producción de certidumbre en salud pública: biopolítica y objetos especulativos. **Saúde e Sociedade**, v. 31, p. e200891, 17 dez. 2021. Disponível em: <https://www.scielo.br/j/sausoc/a/T7cPqSF6zXnmVtZTMHW4c3n/#>. Acesso em: 11 jun. 2024.

CATITA, M.; ÁGUAS, A.; MORGADO, P. Normality in Medicine: a Critical Review. **Philosophy, Ethics, and Humanities in Medicine**, v. 15, n. 1, p. 3, 16 Apr. 2020. Disponível em: <https://pubmed.ncbi.nlm.nih.gov/32295607>. Acesso em: 11 jun. 2024.

CERDA, L. J.; VALDIVIA, C. G. John Snow, la epidemia de cólera y el nacimiento de la epidemiología moderna. **Revista Chilena de Infectología**, v. 24, n. 4, ago. 2007. Disponível em: <https://www.scielo.cl/scielo.php?script=sci_arttext&pid=S0716-10182007000400014>. Acesso em: 11 jun. 2024.

CHANTURIDZE, T.; OBERMANN, K. Governance in Health: the Need for Exchange and Evidence Comment on "Governance, Government, and the Search for New Provider Models". **International Journal of Health Policy and Management**, v. 5, n. 8, p. 507-510, 17 May 2016. Disponível em: <https://www.ncbi.nlm.nih.gov/pmc/articles/PMC4968255/pdf/ijhpm-5-507.pdf>. Acesso em: 11 jun. 2024.

CHEN, J. et al. Epidemiological and Economic Impact of Covid-19 in the US. **Scientific Reports**, v. 11, n. 1, 14 Oct. 2021. Disponível em: <https://pubmed.ncbi.nlm.nih.gov/34650141/>. Acesso em: 11 jun. 2024.

CHIPIDZA, F. E.; WALLWORK, R. S.; STERN, T. A. Impact of the Doctor-Patient Relationship. **Primary Care Companion for CNS Disorders**, v. 17, n. 5, p. 10.4088/PCC.15f01840, 22 Oct. 2015.

CHIU, A. "China has Blood on its Hands": Fox News Hosts Join Trump in Blame-Shifting. **Washington Post**, 19 Mar. 2020. Disponível em: <https://www.washingtonpost.com/nation/2020/03/19/coronavirus-fox-news-china>. Acesso em: 11 jun. 2024.

CLAPIS, M. J. et al. Problematization Methodology in Primary Healthcare Teaching. **Revista Brasileira de Enfermagem**, v. 71, n. 4, p. 1671-1677, 2018. Disponível em: <https://www.scielo.br/j/reben/a/jPtdrr4VRV4gQdx43gNnTzC/?lang=en#>. Acesso em: 11 jun. 2024.

COELHO, R. F. J.; SEVERIANO, M. F. V. Histórias dos usos, desusos e usura dos corpos no capitalismo. **Revista do Departamento de Psicologia – UFF**, v. 19, n. 1, p. 83-99, 2007. Disponível em: <https://www.scielo.br/j/rdpsi/a/fZsYgLkfGvm7xj7SYbSRMQx/abstract/?lang=pt>. Acesso em: 11 jun. 2024.

COGBURN, C. D. Culture, Race, and Health: Implications for Racial Inequities and Population Health. **The Milbank Quartely**, v. 97, n. 3, p. 736-761, 2019. Disponível em: <https://www.ncbi.nlm.nih.gov/pmc/articles/PMC6739606>. Acesso em: 11 jun. 2024.

COLLIER, R. Verdict still out on Family Health Teams. **Canadian Medical Association Journal**, v. 183, n. 10, p. 1131-1132, 12 July 2011. Disponível em: <https://www.cmaj.ca/content/183/10/1131>. Acesso em: 11 jun. 2024.

COLMENARES, G. Y. Modernización, medicina, enfermedades y salud pública en la ciudad de Caracas (1870-77). **História, Ciências, Saúde-Manguinhos**, v. 9, n. suppl, p. 89-109, jan. 2002. Disponível em: <https://www.scielo.br/j/hcsm/a/Crcgt67LxFvWsvtYfZR3Bzp/abstract/?lang=es#>. Acesso em: 11 jun. 2024.

CONILL, E. M. Ensaio histórico-conceitual sobre a Atenção Primária à Saúde: desafios para a organização de serviços básicos e da Estratégia Saúde da Família em centros urbanos no Brasil. **Cadernos de Saúde Pública**, v. 24, n. suppl 1, p. S7-S27, 2008. Disponível em: <https://cadernos.ensp.fiocruz.br/ojs/index.php/csp/article/view/3563/7216>. Acesso em: 11 jun. 2024.

CORRÊA, G. T.; RIBEIRO, V. M. B. Dialogando com Bakhtin: algumas contribuições para a compreensão das interações verbais no campo da saúde. **Interface**, v. 16, n. 41, p. 331-342, maio 2012. Disponível em: <https://www.scielo.br/j/icse/a/Kk3FwJk9NrLxf79hLTfH3Kr/abstract/?lang=pt#>. Acesso em: 11 jun. 2024.

CORREIA, D. T.; STOYANOV, D.; ROCHA NETO, H. G. How to Define Today a Medical Disorder? Biological and Psychosocial Disadvantages as the Paramount Criteria. **Journal of Evaluation in Clinical Practice**, v. 28, n. 6, p. 1195-1204, 2022.

CORREIA, L. C. Instituto de Higiene (1918-1929) no estado de São Paulo – a atuação de Geraldo Horácio de Paula Souza e Mário da Costa Galvão. **Cadernos de História da Ciência**, v. 7, n. 1, 2011. Disponível em: <https://periodicos.saude.sp.gov.br/cadernos/article/view/34382>. Acesso em: 11 jun. 2024.

CORVALAN, C. et al. Towards Climate Resilient and Environmentally Sustainable Health Care Facilities. **International Journal of Environmental Research and Public Health**, v. 17, n. 23, 28 Nov. 2020. Disponível em: <https://www.mdpi.com/1660-4601/17/23/8849>. Acesso em: 11 jun. 2024.

COSTA, E. et al. Challenges in the Work Process in the Family Health Strategy. **Revista Cefac**, v. 22, n. 2, p. e7619, 2020. Disponível em: <https://www.scielo.br/j/rcefac/a/4ThRY8f8L49ZGXZbvxnyVkh/?lang=en>. Acesso em: 11 jun. 2024.

COSTA, F. M. M. **A morte e o morrer em Juiz de Fora**: transformações nos costumes fúnebres – 1851-1890. 147 f. Dissertação (Mestrado em História) – Universidade Federal de Juiz de Fora, Juiz de Fora, 2007. Disponível em: <https://repositorio.ufjf.br/jspui/handle/ufjf/5276>. Acesso em: 11 jun. 2024.

COSTE, J. Chirac, la Cour et la peste de Provence (juillet 1720 – avril 1721). In: PEREZ, S.; VONS, J. (Ed.). **Santé et médecine à la cour de France (XVIe – XVIIIe siècles)**. Paris: Bibliothèque Interuniversitaire de Santé, 2018. p. 113-137. Disponível em: <https://www.biusante.parisdescartes.fr/ressources/pdf/histmed-cour-de-france-actes2017-08coste.pdf>. Acesso em: 11 jun. 2024.

CUNHA, G. T.; CAMPOS, G. W. S. Apoio Matricial e Atenção Primária em Saúde. **Saúde e Sociedade**, v. 20, n. 4, p. 961-970, dez. 2011. Disponível em: <https://www.scielo.br/j/sausoc/a/JFWjx7YnMz7mcDjFNDpxRcc/#>. Acesso em: 11 jun. 2024.

DAVIDSON, J. E. et al. Guidelines for Family-Centered Care in the Neonatal, Pediatric, and Adult ICU. **Critical Care Medicine**, v. 45, n. 1, p. 103-128, Aug. 2017. Disponível em: <https://pearl.plymouth.ac.uk/bitstream/10026.1/13043/1/PEARL%202017%20Davidson%20J%20et%20al.%20FCC%20Guidelines.pdf>. Acesso em: 11 jun. 2024.

DELEUZE, G. **Foucault**. São Paulo: Brasiliense, 2005.

DEPASQUALE, C. La Quarantaine à Malte aux XVIIe et XVIIIe siècles dans les mémoires, journaux et récits de quelques voyageurs. **Northern Mariner**, v. 19, n. 2, p. 149-170, abr. 2009. Disponível em: <https://www.cnrs-scrn.org/northern_mariner/vol19/tnm_19_149-170.pdf>. Acesso em: 11 jun. 2024.

DOLCI, M. C. Sobre a criação do instituto de higiene no contexto sanitário do início do século XX. In: SIMPÓSIO NACIONAL DE HISTÓRIA,18., 2015, Florianópolis. **Anais...** Disponível em: <http://www.snh2015.anpuh.org/resources/anais/39/1435194753_ARQUIVO_SobreacriacaodoInstitutodeHigienenocontextosanitariodoiniciodoseculoXX-MarianaDolci.pdf>. Acesso em: 11 jun. 2024.

DOWBOR, L. Saúde: um contexto em transformação. In: OCKÉ-REIS, C. O. (Org.). **SUS**: avaliação da eficiência do gasto público em saúde. Brasília: Ipea; Conass; Opas, 2022. p. 18-40. Disponível em: <https://repositorio.ipea.gov.br/handle/11058/12029>. Acesso em: 11 jun. 2024.

DWYER, J.; EAGAR, K. Options for Reform of Commonwealth and State Governance Responsibilities for the Australian Health System. **Commissioned Paper for the National Health and Hospitals Reform Commission**, 2008. Disponível em: <https://core.ac.uk/download/pdf/37019459.pdf>. Acesso em: 11 jun. 2024.

EL TAGURI, A. Essential concepts in modern health services. **The Libyan Journal of Medicine**, v. 3, n. 3, p. 148-155, 2008. Disponível em: <https://www.ncbi.nlm.nih.gov/pmc/articles/PMC3074271/pdf/LJM-3-148.pdf>. Acesso em: 11 jun. 2024.

ELMAN, C.; MCGUIRE, R. A.; WITTMAN, B. Extending Public Health: the Rockefeller Sanitary Commission and Hookworm in the American South. **American Journal of Public Health**, v. 104, n. 1, p. 47-58, jan. 2014. Disponível em: <https://www.ncbi.nlm.nih.gov/pmc/articles/PMC3910046>. Acesso em: 11 jun. 2024.

ELSAS, M. J. The Peckham Experiment: a Study of the Living Structure of Society. **The Eugenics Review**, v. 36, n. 1, p. 31, 1 Apr. 1944.

EMERSON, H. Medical Care and Public Health Services. **California Medicine**, v. 77, n. 4, p. 213-219, 1952. Disponível em: <https://www.ncbi.nlm.nih.gov/pmc/articles/PMC1521460/pdf/califmed00220-0002b.pdf>. Acesso em: 11 jun. 2024.

ENGLAND. Ministry of Health. The Future Provision of Medical and Allied Services: an Interim Report of The Consultative Council for England. **The Lancet**, v. 195, n. 5048, p. 1183-1187, 29 May 1920.

ENGLE, R. L. et al. Evidence-Based Practice and Patient-Centered Care: doing both Well. **Health Care Management Review**, v. 46, n. 3, p. 174-184, 1 July/Sept. 2021. Disponível em: <https://www.ncbi.nlm.nih.gov/pmc/articles/PMC8162222>. Acesso em: 11 jun. 2024.

FARIAS FILHO, M. C.; SILVA, A. N. da; MATHIS, A. Os limites da ação coletiva nos Conselhos Municipais de Saúde. **Ciência & Saúde Coletiva**, v. 19, n. 6, p. 1911-1919, jun. 2014. Disponível em: <https://www.scielo.br/j/csc/a/8XGwzdhbmLsMWXQCgPSvbWF/#>. Acesso em: 11 jun. 2024.

FARSAEI, S. et al. Glycemic Control in the Infectious Diseases Ward; role of Clinical Pharmacist Interventions. **The Journal of Infection in Developing Countries**, v. 8, n. 4, p. 480-489, 15 Apr. 2014. Disponível em: <https://jidc.org/index.php/journal/article/download/24727515/1046/29344>. Acesso em: 11 jun. 2024.

FERRIÈRES, M. Une rivalité hygiénique: les abattoirs dans les villes méridionales. **Siècles**, n. 14, 1 dez. 2001. Disponível em: <https://journals.openedition.org/siecles/3199?lang=fr>. Acesso em: 11 jun. 2024.

FIJALKOW, Y. La notion d'insalubrité. Un processus de rationalisation 1850-1902. **Revue d'histoire du XIXe siècle**, n. 20/21, p. 135-156, June 2000. Disponível em: <https://journals.openedition.org/rh19/213>. Acesso em: 11 jun. 2024.

FILIPPON, J. et al. A "liberalização" do Serviço Nacional de Saúde da Inglaterra: trajetória e riscos para o direito à saúde. **Cadernos de Saúde Pública**, v. 32, n. 8, p. e00034716, 2016. Disponível em: <https://www.scielo.br/j/csp/a/YFVb9935gvSkBZrQWJGC9zN/abstract/?lang=pt#>. Acesso em: 11 jun. 2024.

FIOCRUZ – Fundação Oswaldo Cruz. **A saúde no Brasil em 2030**: diretrizes para a prospecção estratégica do sistema de saúde brasileiro. Rio de Janeiro: Fiocruz/Ipea/Ministério da Saúde/Secretaria de Assuntos Estratégicos da Presidência da República, 2012. Disponível em: <https://portal.fiocruz.br/livro/saude-no-brasil-em-2030-diretrizes-para-prospeccao-estrategica-do-sistema-de-saude-brasileiro>. Acesso em: 11 jun. 2024.

FISHER, J.; COTTON, A.; REED, B. Public Health Reform: Lessons from History. **Proceedings of the Institution of Civil Engineers – Municipal Engineer**, v. 159, n. 1, p. 3-10, Mar. 2006. Disponível em: <https://repository.lboro.ac.uk/articles/journal_contribution/Public_health_reform_lessons_from_history/9451703>. Acesso em: 11 jun. 2024.

FONSECA, C. M. O. A história da Abrasco: política, ensino e saúde no Brasil. In: LIMA, N. T.; SANTANA, J. P. (Ed.). **Saúde coletiva como compromisso**: a trajetória da Abrasco. Rio de Janeiro: Fiocruz; Abrasco, 2006. p. 21-44.

FOUCAULT M. **Dits et Écrits**. Paris: Gallimard, 2001. v. II: 1976-1988.

FOUCAULT, M. Crise da medicina ou crise da antimedicina. **Verve: Revista do Nu-Sol**, n. 18, jan. 2010. Disponível em: <https://revistas.pucsp.br/index.php/verve/article/view/8646>. Acesso em: 11 jun. 2024.

FOUCAULT, M. **História da loucura na Idade Clássica**. São Paulo: Perspectiva, 2009a.

FOUCAULT, M. **História da sexualidade**. Rio de Janeiro: Graal, 1988. Tomo I: A vontade de saber.

FOUCAULT, M. **Microfísica do poder**. Rio de Janeiro: Fiocruz, 2009b.

FOUCAULT, M. **O nascimento da clínica**. Rio de Janeiro: Forense Universitária, 1980.

FOUCAULT, M. **Segurança, território, população**: curso dado no Collège de France (1977-1978). São Paulo: M. Fontes, 2008.

FRAKT, A. B. How the Economy Affects Health. **Jama**, v. 319, n. 12, p. 1187, 27 Mar. 2018.

FREY, E. F. Early Eighteenth-Century French Medicine: Setting the Stage for Revolution. **Clio Medica**, v. 17, n. 1, p. 1-13, 1982.

FRODEMAN, R. Introduction. In: FRODEMAN, R.; KLEIN, J.; MITCHAM, C. (Ed.). **The Oxford Handbook of Interdisciplinarity**. Oxford: The Oxford University Press, 2010. p. XXIX–XXXIX.

GADAMER, H.-G. **O caráter oculto da saúde**. Petrópolis: Vozes, 2006.

GALIMBERTI, U. **Psiche e tecne**: o homem na idade da técnica. São Paulo: Paulus, 2006.

GILBERT, J. H. Interprofessional Learning and Higher Education Structural Barriers. **Journal of Interprofessional Care**, v. 19, p. 87-106, May 2005.

GIOVANELLA, L. et al. De Alma-Ata a Astana: Atenção primária à saúde e sistemas universais de saúde – compromisso indissociável e direito humano fundamental. **Cadernos de Saúde Pública**, v. 35, p. e00012219, 25 mar. 2019. Disponível em: <https://www.scielo.br/j/csp/a/9rWTS9ZvcYxqdY8ZTJMmPMH/#>. Acesso em: 11 jun. 2024.

GIOVANELLA, L. et al. Saúde da família: limites e possibilidades para uma abordagem integral de atenção primária à saúde no Brasil. **Ciência & Saúde Coletiva**, v. 14, p. 783-794, jun. 2009. Disponível em: <https://www.scielo.br/j/csc/a/XLjsqcLYxFDf8Y6ktM4Gs3G#>. Acesso em: 11 jun. 2024.

GORSKY, M.; LOCK, K.; HOGARTH, S. Public Health and English Local Government: Historical Perspectives on the Impact of "Returning Home". **Journal of Public Health**, Oxford, v. 36, n. 4, p. 546-551, 27 Jan. 2014.

GREAT BRITAIN. Royal Commission for Inquiry into the State of Large Towns and Populous Districts. **First Report of the Commissioners**. London: Clowes & Sons, Stamford Street, 1844.

GREENGROSS, P.; GRANT, K.; COLINI, E. **The History and Development of The UK National Health Service 1948-1999**. 2. ed. London: DIFT Health Systems Resource Centre, 1999.

GREER, S. et al. Governance: a Framework. In: GREER, S.; WISMAR, M.; FIGUERAS, J. (Ed.). **Strengthening Health System Governance**: Better Policies, Stronger Performance. Maidenhead: Open University Press, 2016. p. 27-56.

GREER, S. L.; MÉNDEZ, C. A. Universal Health Coverage: A Political Struggle and Governance Challenge. **American Journal of Public Health**, v. 105, n. S5, p. S637-S639, nov. 2015. Disponível em: <https://www.ncbi.nlm.nih.gov/pmc/articles/PMC4627521>. Acesso em: 11 jun. 2024.

GRIGNET, S. et al. Medicines as an Emergent Contaminant: the Review of Microbial Biodegration Potential. **Folia Microbiologica**, v. 67, n. 2, p. 157-174, 3 jan. 2022.

GROSIOS, K.; GAHAN, P. B.; BURBIDGE, J. Overview of Healthcare in the UK. **The EPMA Journal**, v. 1, n. 4, p. 529-534, 2010. Disponível em: <https://www.ncbi.nlm.nih.gov/pmc/articles/PMC3405352>. Acesso em: 11 jun. 2024.

GUZMÁN, C. A. F. et al. A Framework to Guide Planetary Health Education. **The Lancet**, v. 5, n. 5, p. e253-e255, May 2021.

HAHN, R. A.; SCHOCH-SPANA, M. Anthropological Foundations of Public Health: the Case of COVID 19. **Preventive Medicine Reports**, v. 22, p. 101331, June 2021. Disponível em: <https://www.ncbi.nlm.nih.gov/pmc/articles/PMC7937742>. Acesso em: 11 jun. 2024.

HALL, W. J. et al. Implicit Racial/Ethnic Bias Among Health Care Professionals and Its Influence on Health Care Outcomes: a Systematic Review. **American Journal of Public Health**, v. 105, n. 12, p. e60-e76, 2015. Disponível em: <https://www.ncbi.nlm.nih.gov/pmc/articles/PMC4638275>. Acesso em: 11 jun. 2024.

HALLIDAY, S. Death and Miasma in Victorian London: an Obstinate Belief. **BMJ**, v. 323, n. 7327, p. 1469-1471, Dec. 2001. Disponível em: <https://www.ncbi.nlm.nih.gov/pmc/articles/PMC1121911>. Acesso em: 11 jun. 2024.

HARNETT, J. D. Research Ethics for Clinical Researchers. **Methods in Molecular Biology**, n. 2249, p. 53-64, 2021.

HARRISON, M. 5 Critical Priorities for the U.S. Health Care System. **Harvard Bussiness Review**, 15 Dec. 2021. Disponível em: < https://hbr.org/2021/12/5-critical-priorities-for-the-u-s-health-care-system>. Acesso em: 11 jun. 2024.

HEMMEON, J. C. **The History of the British Post Office**. Cambridge: Harvard University, 1912. Disponível em: <https://www.gutenberg.org/files/42983/42983-h/42983-h.htm>. Acesso em: 11 jun. 2024.

HOCHMAN, G. Vacinação, varíola e uma cultura da imunização no Brasil. **Ciência & Saúde Coletiva**, v. 16, n. 2, p. 375-386, fev. 2011. Disponível em: <https://www.scielo.br/j/csc/a/YWJ7XPqXpmNXNFtBtMbr8Sm/abstract/?lang=pt#>. Acesso em: 11 jun. 2024.

HOUSE OF COMMONS. Health Committee. **The Influence of the Pharmaceutical Industry**: Fourth Report of Session 2004-05. London: The Stationery Office Limited, 2005. v. I. Disponível em: <https://publications.parliament.uk/pa/cm200405/cmselect/cmhealth/42/42.pdf>. Acesso em: 11 jun. 2024.

HUNTING, P. The Royal Society of Medicine. **Postgraduate Medical Journal**, v. 81, p. 45-48, 2005. Disponível em: <https://www.ncbi.nlm.nih.gov/pmc/articles/PMC1743179/pdf/v081p00045.pdf>. Acesso em: 11 jun. 2024.

IBGE – Instituto Brasileiro de Geografia e Estatística. Expenditure on Health in 2019 Represented 9.6% of the GDP. **Agência IBGE**, 14 Apr. 2022. Disponível em: <https://agenciadenoticias.ibge.gov.br/en/agencia-news/2184-news-agency/news/33486-expenditure-on-health-in-2019-represented-9-6-of-the-gdp>. Acesso em: 11 jun. 2024.

ILO – INTERNATIONAL LABOUR OFFICE. **Governing Body**. Genebra, 2015. Disponível em: <https://www.ilo.org/wcmsp5/groups/public/ -ed_norm/ -relconf/documents/meetingdocument/wcms_414609.pdf>. Acesso em: 11 jun. 2024.

INSTITUTE OF MEDICINE (US). Committee on Implications of For-Profit Enterprise in Health Care. **Profits and Health Care**: An Introduction to the Issues. In: GRAY, B. H. (Ed.). For-Profit Enterprise in Health Care. Washington: National Academies Press, 1986. Disponível em: <https://www.ncbi.nlm.nih.gov/books/NBK217897>. Acesso em: 11 jun. 2024.

IRRAZÁBAL, G. Acerca de la emergencia y consolidación de la bioética como disciplina desde una perspectiva sociológica. **História, Ciências, Saúde-Manguinhos**, v. 22, n. 4, p. 1121-1140, dez. 2015. Disponível em: <https://www.scielo.br/j/hcsm/a/BBKv43YFQ8k9QFqdH7Jwgkc/abstract/?lang=es#>. Acesso em: 11 jun. 2024.

JAGRIČ, T. et al. The Impact of the Health-Care Sector on National Economies in Selected European Countries. **Health Policy**, v. 125, n. 1, p. 90-97, Jan. 2021.

JASON, K. et al. The Impact of the Covid-19 Pandemic on Black and Hispanic Americans' Work Outcomes: a Scoping Review. **Journal of Racial and Ethnic Health Disparities**, p. 1-16, 28 Apr. 2023. Disponível em: <https://www.ncbi.nlm.nih.gov/pmc/articles/PMC10147367>. Acesso em: 11 jun. 2024.

JENKINS, C. D. **Construindo uma saúde melhor**: um guia para a mudança de comportamento. Porto Alegre: Artmed, 2007.

JESSUP, R. L. Interdisciplinary versus multidisciplinary care teams: do we understand the difference? **Australian Health Review**, v. 31, n. 3, p. 330-331, 2007. Disponível em: <https://www.publish.csiro.au/ah/pdf/AH070330>. Acesso em: 11 jun. 2024.

KHALIL-KHAN, A.; KHAN, M. A. The Impact of Covid-19 on Primary Care: a Scoping Review. **Cureus**, v. 15, n. 1, p. e33241, 2 Jan. 2023. Disponível em: <https://www.ncbi.nlm.nih.gov/pmc/articles/PMC9815485>. Acesso em: 11 jun. 2024.

KISER, E.; SCHNEIDER, J. Bureaucracy and Efficiency: an Analysis of Taxation in Early Modern Prussia. **American Sociological Review**, v. 59, n. 2, p. 187, Apr. 1994.

KJELLÉN, R. **Politiska Handböcker III**: Staten Son Lifsform. Stockholm: Hugo Gebers Förlag, 1916.

KOVACS, R. et al. Socioeconomic Inequalities in the Quality of Primary Care under Brazil's National Pay-for-performance Programme: a Longitudinal Study of Family Health Teams. **The Lancet**, v. 9, n. 3, p. e331-e339, 2021. Disponível em: <https://www.thelancet.com/journals/langlo/article/PIIS2214-109X(20)30480-0/fulltext>. Acesso em: 11 jun. 2024.

KOZLOWSKI, S. W. J.; ILGEN, D. R. Enhancing the Effectiveness of Work Groups and Teams. **Psychological Science in the Public Interest**, v. 7, n. 3, p. 77-124, 2006. Disponível em: <https://journals.sagepub.com/doi/10.1111/j.1529-1006.2006.00030.x>. Acesso em: 11 jun. 2024.

KRUK, M. E. et al. High-Quality Health Systems in the Sustainable Development Goals Era: Time for a Revolution. **The Lancet**, v. 6, n. 11, p. e1196-e1252, 2018. Disponível em: <https://www.thelancet.com/journals/langlo/article/PIIS2214-109X(18)30386-3/fulltext>. Acesso em: 11 jun. 2024.

KWAME, A.; PETRUCKA, P.M. A Literature-Based Study of Patient-Centered Care and Communication in Nurse-Patient Interactions: Barriers, Facilitators, and the Way forward. **BMC Nursing**, v. 20, n. 158, 3 Sept. 2021. Disponível em: <https://bmcnurs.biomedcentral.com/articles/10.1186/s12912-021-00684-2>. Acesso em: 11 jun. 2024.

LAURELL, A. C. Social Policy and Health Policy in Latin America: a field of Political Struggle. **Cadernos de Saúde Pública**, v. 33, n. s2, 2017. Disponível em: <https://www.scielo.br/j/csp/a/TjQrjYBhcgYKYKHh7Nv8cHS/#>. Acesso em: 11 jun. 2024.

LAW, M. Hereditary Entailments in Domestic Animals and in the Human Family. **Public Health Papers and Reports**, v. 2, p. 239-256, 1875. Disponível em: <https://www.ncbi.nlm.nih.gov/pmc/articles/PMC2272521>. Acesso em: 11 jun. 2024.

LE BRETON, D. **A sociologia do corpo**. Petrópolis: Vozes, 2006.

LEATHES, J. B. The Birth of Chemical Biology. **The Lancet**, v. 216, n. 591, p. 889-895, 1 out. 1930.

LENZEN, M. et al. The Environmental Footprint of Health Care: a Global Assessment. **The Lancet**, v. 4, n. 7, p. e271-e279, jul. 2020. Disponível em: <https://www.thelancet.com/journals/lanplh/article/PIIS2542-5196(20)30121-2/fulltext>. Acesso em: 11 jun. 2024.

LIGHT, D. W. Universal Health Care: Lessons from the British Experience. **American Journal of Public Health**, v. 93, n. 1, p. 25-30, 2003. Disponível em: <https://www.ncbi.nlm.nih.gov/pmc/articles/PMC1447686>. Acesso em: 11 jun. 2024.

LIMA NETO, A. S. et al. Epidemiologia descritiva: características e possibilidades de uso. In: ROUQUAYROL, M. Z. **Epidemiologia & Saúde**. Rio de Janeiro: MedBook, 2013. p. 65-96.

LINNANDER, E. L. et al Professionalizing Healthcare Management: a Descriptive Case Study. **International Journal of Health Policy and Management**, v. 6, n. 10, p. 555-560, 1 Oct. 2017. Disponível em: <https://www.ncbi.nlm.nih.gov/pmc/articles/PMC5627783>. Acesso em: 11 jun. 2024.

LORKOWSKI, J.; POKORSKI, M. Medical Records: a Historical Narrative. **Biomedicines**, v. 10, n. 10, p. 2594, 17 Oct. 2022. Disponível em: <https://www.mdpi.com/2227-9059/10/10/2594>. Acesso em: 11 jun. 2024.

LUCIO, M. L.; ALMEIDA, L. S.; SILVEIRA, R. M. The Public Field in Brazil: toward a Multidisciplinary Educational Approach for the Professional with Multiple Roles. **Teaching Public Administration**, v. 36, n. 1, 50-62, 2018.

LYONS, P. et al. Engaging Religious Leaders to Promote Safe Burial Practices during the 2014-2016 Ebola Virus Disease Outbreak, Sierra Leone. **Bulletin World Health Organization**, v. 99, n. 4, p. 271-279, 1 Apr. 2021. Disponível em: <https://www.ncbi.nlm.nih.gov/pmc/articles/PMC8085623>. Acesso em: 11 jun. 2024.

MACEACHERN, M. T. Some Economic Problems Affecting Hospitals Today and Suggestions for their Solution. **Bulletin of the American Hospital Association**, v. 6, n. 7, p. 58-67, July 1932. Disponível em: <https://ia902309.us.archive.org/25/items/sim_hospitals-health-networks_1932-07_6_7/sim_hospitals-health-networks_1932-07_6_7.pdf> Acesso em: 11 jun. 2024.

MAKARY, M. A.; DANIEL, M. Medical Error: the Third Leading Cause of Death in the US. **BMJ**, v. 353, p. i2139, 3 May 2016. Disponível em: <https://www.bmj.com/content/353/bmj.i2139.full>. Acesso em: 11 jun. 2024.

MÄKI, U. Philosophy of Interdisciplinarity. What? Why? How? **European Journal for Philosophy of Science**, v. 6, n. 3, p. 327-342, Oct. 2016.

MANGUVO, A.; MAFUVADZE, B. The Impact of Traditional and Religious Practices on the Spread of Ebola in West Africa: Time for a Strategic Shift. **Pan African Medical Journal**, v. 22, n. S1, 10 Oct. 2015. Disponível em: <https://www.ncbi.nlm.nih.gov/pmc/articles/PMC4709130/>. Acesso em: 11 jun. 2024.

MARCHETTI, M. A. et al. A formação interdisciplinar para a abordagem familiar na Atenção Primária à Saúde. **Texto Contexto – Enfermagem**, v. 32, p. e20220178, 2023. Disponível em: <https://www.scielo.br/j/tce/a/VkW3XSX3ZJSqJLQsd6xgyPC/?format=pdf&lang=pt>. Acesso em: 11 jun. 2024.

MARIMUTHU, M.; PAULOSE, H. Emergence of Sustainability-Based Approaches in Healthcare: Expanding Research and Practice. **Procedia Social and Behavioral Sciences**, v. 224, p. 554-561, 2016. Disponível em: <https://www.researchgate.net/publication/305394428_Emergence_of_Sustainability_Based_Approaches_in_Healthcare_Expanding_Research_and_Practice>. Acesso em: 11 jun. 2024.

MARQUESE, R. B. A dinâmica da escravidão no Brasil: resistência, tráfico negreiro e alforrias, séculos XVII a XIX. **Novos Estudos**, n. 74, p. 107-123, mar. 2006. Disponível em: <https://www.scielo.br/j/nec/a/xB5SjkdK7zXRvRjKRXRfKPh/#ModalScimago>. Acesso em: 11 jun. 2024.

MARTIN, O. J. et al. Multidisciplinary Group Behavioral and Pharmacologic Intervention for Cardiac Risk Reduction in Diabetes: a Pilot Study. **Diabetes Educator**, v. 33, n. 1, p. 118-127, 1 jan. 2007.

MAURICE, A. T.; HOUETO, D. S. Why Public Health Interventions Need a Multidisciplinary Approach to Understand and Address Behaviours Effectively? **Preventive Medicine Epidemiology and Public Health**, *v.* 2, n. 4, p. 1-5, 2021.

MCCARTHY, M. A Brief History of the World Health Organization. **The Lancet**, v. 360, n. 9340, p. 1111-1112, Oct. 2002. Disponível em: <https://www.sciencedirect.com/journal/the-lancet/vol/360/issue/9340>. Acesso em: 11 jun. 2024.

MCCULLOUGH, J. M. et al. Reduction in US Health Care Spending Required to Meet the Institute of Medicine's 2030 Target. **American Journal of Public Health**, v. 110, n. 12, p. 1735-1740, dez. 2020. Disponível em: <https://www.ncbi.nlm.nih.gov/pmc/articles/PMC7661993/>. Acesso em: 11 jun. 2024.

MEDINA, C. E.; KOSCHWITZ, M.-C. Johann Peter Frank y la medicina social. **Medicina Universitaria**, v. 13, n. 52, p. 163-168, jul. 2011.

MELLINGER, J. Fourteenth-Century England, Medical Ethics, and the Plague. **Virtual Mentor**, v. 8, n. 4, p. 256-260, Apr. 2006. Disponível em: <https://journalofethics.ama-assn.org/sites/default/files/2018-06/vm-0604.pdf>. Acesso em: 11 jun. 2024.

MELO, M. P. P. Moralidade e risco na interface médico-paciente na perícia médica da Previdência Social. **Physis: Revista de Saúde Coletiva**, v. 24, n. 1, p. 49-66, mar. 2014. Disponível em: <https://www.scielo.br/j/physis/a/n8PKYhKR9fZcNXK6fj7B7bh/#>. Acesso em: 11 jun. 2024.

MENDES, E. V. **As redes de atenção à saúde**. Belo Horizonte: ESPMG, 2009.

MENDES, E. V. **O cuidado das condições crônicas na Atenção Primária à Saúde**: o imperativo da consolidação da Estratégia da Saúde da Família. In: A APS no Brasil. Brasília: Organização Pan-Americana da Saúde, 2012. p. 71-137. Disponível em: <https://iris.paho.org/handle/10665.2/49107>. Acesso em: 11 jun. 2024.

MENDONÇA, F. F. et al. As mudanças na política de atenção primária e a (in)sustentabilidade da Estratégia Saúde da Família. **Saúde em Debate**, v. 47, n. 137, p. 13-30, abr. 2023. Disponível em: <https://www.scielo.br/j/sdeb/a/vGTXbZ93vfbZdKCyKBGfcGS/#>. Acesso em: 11 jun. 2024.

MILLER, P.; ROSE, N. **Governando o presente**. São Paulo: Paulus, 2012.

MINSSEN, T. et al. Social, Cultural and Economic Aspects of Antimicrobial Resistance. **Bulletin of the World Health Organization**, v. 98, n. 12, p. 823-823A, Dec. 2020. Disponível em: <https://www.ncbi.nlm.nih.gov/pmc/articles/PMC7716096>. Acesso em: 11 jun. 2024.

MIRACOLO, A. et al. Sin Taxes and their Effect on Consumption, Revenue Generation and Health Improvement: a Systematic Literature Review in Latin America. **Health Policy and Planning**, v. 36, n. 5, p. 790-810, June 2021. Disponível em: <https://academic.oup.com/heapol/article/36/5/790/6246142>. Acesso em: 11 jun. 2024.

MITCHELL, S. et al. Service Change and Innovation in Community end-of-life Care during the Covid-19 Pandemic: Qualitative Analysis of a Nationwide Primary Care Survey. **Palliative Medicine**, p. 161-170, 17 dez. 2021. Disponível em: <https://www.ncbi.nlm.nih.gov/pmc/articles/PMC8796165>. Acesso em: 11 jun. 2024.

MOLD, A. Patients´ Rights and the National Health Service in Britain, 1960s-1980s. **American Journal of Public Health**, v. 102, n. 11, p. 2030-2038, Nov. 2012. Disponível em: <https://www.ncbi.nlm.nih.gov/pmc/articles/PMC3477976>. Acesso em: 11 jun. 2024.

MOLERO, A. et al. Sustainability in Healthcare: Perspectives and Reflections Regarding Laboratory Medicine. **Annals of Laboratory Medicine**, v. 41, n. 2, p. 139-144, Mar. 2021. Disponível em: <https://www.ncbi.nlm.nih.gov/pmc/articles/PMC7591295/ >. Acesso em: 11 jun. 2024.

MONTEKIO, V. B.; MEDINA, G.; AQUINO, R. Sistema de salud de Brasil. **Salud Publica de Mexico**, v. 53, n. 2, 2011. Disponível em: <https://www.scielo.org.mx/pdf/spm/v53s2/08.pdf>. Acesso em: 11 jun. 2024.

MORCIANO, M. et al. Variability in Size and Characteristics of Primary Care Networks in England: Observational Study. **British Journal of General Practice**, v. 70, n. 701, p. e899-e905, 2 nov. 2020. Disponível em: <https://www.ncbi.nlm.nih.gov/pmc/articles/PMC7643821>. Acesso em: 11 jun. 2024.

MOREAU, C. The Pharmacist as Part of the Primary Care Team During the Covid-19 Pandemic. **Journal of the American Board of Family Medicine**, v. 34, p. S21-S25, Feb. 2021. Disponível em: <https://www.jabfm.org/content/34/Supplement/S21.long>. Acesso em: 11 jun. 2024.

MOROSINI, M. V. G. C.; FONSECA, A. F.; BAPTISTA, T. W. F. Previne Brasil, Agência de Desenvolvimento da Atenção Primária e Carteira de Serviços: radicalização da política de privatização da atenção básica? **Cadernos de Saúde Pública**, v. 36, n. 9, p. e00040220, 2020. Disponível em: <https://www.scielo.br/j/csp/a/Hx4DD3yCsxkcx3Bd6tGzq6p/abstract/?lang=pt#>. Acesso em: 11 jun. 2024.

MUGHAL, F.; KHUNTI, K.; MALLEN, C. The Impact of Covid-19 on Primary Care: Insights from the National Health Service (NHS) and Future Recommendations. **Journal of Family Medicine and Primary Care**, v. 10, n. 12, p. 4345, 2021. Disponível em: <https://www.ncbi.nlm.nih.gov/pmc/articles/PMC7612361>. Acesso em: 11 jun. 2024.

MUÑOZ, C. The Plague, the Poor, and the Problem of Medicine. **Western Libraries Undergraduate Research Award**, 2014. Disponível em: <https://cedar.wwu.edu/library_researchaward/2>. Acesso em: 11 jun. 2024.

MURPHY, E. The New Poor Law Guardians and the Administration of Insanity in East London, 1834-1844. **Bulletin of the History of Medicine**, v. 77, n. 1, p. 45-74, 2003.

MURPHY, N. Plague Hospitals, Poverty and the Provision of Medical Care in France, c.1450-c.1650. ***Journal of Social History***, v. 55, n. 4, p. 825-853, 2022. Disponível em: <https://academic.oup.com/jsh/article/55/4/825/6425036>. Acesso em: 11 jun. 2024.

MURTHA, N. A.; CASTRO, J. E.; HELLER, L. A Historical Perspective of Early Water Policy and Water and Sanitation Policy in Brazil. **Ambiente & Sociedade**, v. XVIII, n. 3, p. 191-206, jul./set. 2015. Disponível em: <https://www.scielo.br/j/asoc/a/3tP56QFRgxQCX84J9zW9cpC/?format=pdf&lang=en>. Acesso em: 11 jun. 2024.

NASEER, S. et al. Covid-19 Outbreak: Impact on Global Economy. **Frontiers in Public Health**, v. 10, 30 Jan. 2023. Disponível em: <https://www.frontiersin.org/articles/10.3389/fpubh.2022.1009393/full>. Acesso em: 11 jun. 2024.

NEILL, G. A. W. The Medical Officer of Health and the Common Law. **Public Health**, v. 64, p. 93-96, Dec. 1950.

NHS – National Health Service. **2020 Objectives**. London, July 2016. Disponível em: <https://www.england.nhs.uk/wp-content/uploads/2019/09/NHSI_2020_Objectives_13july.pdf>. Acesso em: 11 jun. 2024.

NIEUWLAAT, R. et al. Interventions for Enhancing Medication Adherence. **Cochrane Database of Systematic Reviews**, v. 11, 20 Nov. 2014. Disponível em: <https://pubmed.ncbi.nlm.nih.gov/25412402/>. Acesso em: 11 jun. 2024.

NISIHARA, R. M. et al. Judicial Demand of Medications through the Federal Justice of the State of Paraná. **Einstein**, São Paulo, v. 15, n. 1, p. 85-91, jan./mar. 2017. Disponível em: <https://www.scielo.br/j/eins/a/dCdGLGYgk5cfRmKMPqFDcvn/?lang=en#>. Acesso em: 11 jun. 2024.

NTOUMANIS, N. et al. A Meta-Analysis of self-determination Theory-Informed Intervention Studies in the Health Domain: Effects on Motivation, Health Behavior, Physical, and Psychological Health. **Health Psychology Review**, v. 15, n. 2, p. 214-244, 2021. Disponível em: <https://eprints.whiterose.ac.uk/155741>. Acesso em: 11 jun. 2024.

NUNES, E. D. Saúde coletiva: história de uma ideia e de um conceito. **Saúde e Sociedade**, v. 3, n. 2, p. 5-21, dez. 1994. Disponível em: <https://www.scielo.br/j/sausoc/a/bTHWsnDCM3h9Fpj73YGSLgn/?lang=pt#>. Acesso em: 11 jun. 2024.

NUNES, J. Health, Politics and Security. **e-cadernos CES**, n. 15, Mar. 2012. Disponível em: <https://journals.openedition.org/eces/pdf/989>. Acesso em: 11 jun. 2024.

OECD – Organization for Economic Co-Operation And Development. **Primary Health Care in Brazil**. Paris: OECD Publishing, 2021. Disponível em: <https://www.oecd.org/health/primary-health-care-in-brazil-120e170e-en.htm>. Acesso em: 11 jun. 2024.

OHHLEP – One Health High-Level Expert Panel et al. One Health: a New Definition for a Sustainable and Healthy Future. **PLoS Pathogens**, v. 18, n. 6, e1010537, 23 June 2022. Disponível em: <https://journals.plos.org/plospathogens/article?id=10.1371/journal.ppat.1010537>. Acesso em: 11 jun. 2024.

OLIVEIRA, G. C. et al. O exame de Verificação de Cessação de Periculosidade: a importância da avaliação ampliada em um caso com conclusão contrária ao parecer da equipe assistente. **Revista Latinoamericana de Psicopatologia Fundamental**, v. 19, n. 2, p. 322-341, jun. 2016. Disponível em: <https://www.scielo.br/j/rlpf/a/vz5tKpGM8gqkwDB7ycSW9ZK/?lang=pt#>. Acesso em: 11 jun. 2024.

OPS – Organizacion Panamericana de la Salud. **Informe Dawson sobre el futuro de los servicios medicos y afines, 1920**. Washington, D.C: OMS, 1964. Disponível em: <https://iris.paho.org/handle/10665.2/1133>. Acesso em: 11 jun. 2024.

O'REILLY, P. et al. Assessing the Facilitators and Barriers of Interdisciplinary team Working in Primary Care using Normalisation Process Theory: an Integrative Review. **PLoS One**, v. 12, n. 5, p. e0177026, 2017. Disponível em: <https://journals.plos.org/plosone/article?id=10.1371/journal.pone.0177026>. Acesso em: 11 jun. 2024.

ORFORD, S. et al. Life and Death of the People of London: a Historical GIS of Charles Booth's Inquiry. **Health & Place**, v. 8, n. 1, p. 25-35, mar. 2002.

PAHO – Pan American Health Organization. **Taking the Pulse of the Health System's Response to the Needs of Older Persons**: Situational Analysis Brazil. Washington, DC, 2022. Disponível em: <https://iris.paho.org/handle/10665.2/56876>. Acesso em: 11 jun. 2024.

PAIM, J. et al. The Brazilian Health System: History, Advances, and Challenges. **The Lancet**, v. 377, n. 9779, p. 1778-1797, May 2011. Disponível em: <https://www.thelancet.com/journals/lancet/article/PIIS0140-6736(11)60054-8/fulltext>. Acesso em: 11 jun. 2024.

PAIM, J. S. Atenção primária à saúde: uma receita para todas as estações? **Saúde em Debate**, v. 36, n. 94, p. 343-347, jul./set. 2012. Disponível em: <http://www.scielo.br/j/sdeb/a/JYWNGPwpd8wnc97Zdz8H65N/?format=pdf&lang=pt>. Acesso em: 11 jun. 2024.

PAIM, J. S. Uma análise sobre o processo da reforma Sanitária brasileira. **Saúde em Debate**, v. 33, n. 81, p. 27-37, jan./abr. 2009. Disponível em: <https://repositorio.ufba.br/bitstream/ri/5978/1/Paim%20JS%202009.%20Artigo2.pdf>. Acesso em: 11 jun. 2024.

PAIVA, C. H. A.; TEIXEIRA, L. A. Reforma sanitária e a criação do Sistema Único de Saúde: notas sobre contextos e autores. **História, Ciências, Saúde-Manguinhos**, v. 21, n. 1, p. 15-36, mar. 2014. Disponível em: <https://www.scielo.br/j/hcsm/a/rcknG9DN4JKxkbGKD9JDSqy/abstract/?lang=pt#>. Acesso em: 11 jun. 2024.

PATERSON, J. et al. Health Care Facilities Resilient to Climate Change Impacts. **International Journal of Environmental Research and Public Health**, v. 11, n. 12, p. 13097-13116, 16 Dec. 2014. Disponível em: <https://www.ncbi.nlm.nih.gov/pmc/articles/PMC4276665>. Acesso em: 11 jun. 2024.

PEDUZZI, M. Equipe multiprofissional de saúde: conceito e tipologia. **Revista de Saúde Pública**, v. 35, n. 1, p. 103-109, fev. 2001. Disponível em: <https://www.scielo.br/j/rsp/a/PM8YPvMJLQ4y49Vxj6M7yzt/?format=pdf&lang=pt>. Acesso em: 11 jun. 2024.

PEREIRA, R. C. A.; RIVERA, F. J. U.; ARTMANN, E. O trabalho multiprofissional na estratégia saúde da família: estudo sobre modalidades de equipes. **Interface – Comunicação, Saúde, Educação**, v. 17, p. 327-340, jun. 2013. Disponível em: <https://www.scielo.br/j/icse/a/Ft6bq9kVPDcKvcPtR9THjYD/abstract/?lang=pt>. Acesso em: 11 jun. 2024.

PERROTT, G. S. J.; HOLLAND, D. F. Population Trends and Problems of Public Health. **Milbank Quarterly**, v. 83, n. 4, p. 569-608, 9 nov. 2005. Disponível em: <https://www.ncbi.nlm.nih.gov/pmc/articles/PMC2690260>. Acesso em: 11 jun. 2024.

PERUZZO, H. E. et al. The Challenges of Teamwork in the Family Health Strategy. **Escola Anna Nery**, v. 22, n. 4, p. e20170372, 2018. Disponível em: <https://www.scielo.br/j/ean/a/z3wYmgZ93bGtBMD8HVKRtVt/?lang=en>. Acesso em: 11 jun. 2024.

PFEFFER, J.; SUTTON, R. Evidence-Based Management. **Harvard Business Review**, Jan. 2006. Disponível em: <https://hbr.org/2006/01/evidence-based-management>. Acesso em: 11 jun. 2024.

PHILLIPS, D. P.; BREDDER, C. C. Morbidity and Mortality from Medical Errors: an Increasingly Serious Public Health Problem. **Annual Review of Public Health**, v. 23, n. 1, p. 135-150, May 2002.

PIKETTY, T.; POSTEL-VINAY, G.; ROSENTHAL, J.-L. Wealth Concentration in a Developing Economy: Paris and France, 1807-1994. **American Economic Review**, v. 96, n. 1, p. 236-256, 1 fev. 2006. Disponível em: <https://www.aeaweb.org/articles?id=10.1257/000282806776157614>. Acesso em: 11 jun. 2024.

PINTO, J. R. et al. (Dis)Connections between Health Councils and Audit: Advancements and Challenges in the Democratization of Public Health Management. **Cadernos Saúde Coletiva**, v. 27, n. 1, p. 39-44, mar. 2019. Disponível em: <https://www.scielo.br/j/cadsc/a/pTysk8snzHw3sM9zzVQtDGy/?lang=en# >. Acesso em: 11 jun. 2024.

PLATAFORMA SUCUPIRA. Capes – Coordenação de Aperfeiçoamento de Pessoal de Nível Superior. **Cursos avaliados e reconhecidos**. Disponível em: <https://sucupira.capes.gov.br/sucupira/public/consultas/coleta/programa/quantitativos/quantitativoAreaAvaliacao.xhtml>. Acesso em: 9 ago. 2023.

QUEIROZ, D. M. et al. Challenges and Potentials of the Production of Comprehensive Care in Primary Health Care in Brazil. **Revista Brasileira de Enfermagem**, v. 74, n. 5, p. e20210008, 23 jul. 2021. Disponível em: <https://www.scielo.br/j/reben/a/Ntj6sMgKWb8JSkkmrw58nyQ/?lang=en#>. Acesso em: 11 jun. 2024.

REDDY, S. K.; MAZHAR, S.; LENCUCHA, R. The Financial Sustainability of the World Health Organization and the Political Economy of Global Health Governance: a Review of Funding Proposals. **Globalization and Health**, v. 14, n. 1, 29 Nov. 2018. Disponível em: <https://globalizationandhealth.biomedcentral.com/articles/10.1186/s12992-018-0436-8>. Acesso em: 11 jun. 2024.

RESEARCH COMMITTEE OF THE COUNCIL OF THE COLLEGE OF GENERAL PRACTITIONERS. A Classification of Disease. **The Journal of the Royal College of General Practitioners**, v. 2, p. 140-159, 1959. Disponível em: <https://www.ncbi.nlm.nih.gov/pmc/articles/PMC1890197>. Acesso em: 11 jun. 2024.

RIFKIN, S. B. Alma Ata After 40 Years: Primary Health Care and Health for All — from Consensus to Complexity. **BMJ Global Health**, v. 3, n. Suppl 3, p. e001188, Dec. 2018. Disponível em: <https://www.ncbi.nlm.nih.gov/pmc/articles/PMC6307566>. Acesso em: 11 jun. 2024.

ROGERS, K.; JAKES, L.; SWANSON, A. Trump Defends using "Chinese Virus" Label, Ignoring Growing Criticism. **The New York Times**, 18 Mar. 2020. Disponível em: <https://www.nytimes.com/2020/03/18/us/politics/china-virus.html>. Acesso em: 11 jun. 2024.

ROSA, W. A. G.; LABATE, R. C. Programa saúde da família: a construção de um novo modelo de assistência. **Revista Latino-Americana de Enfermagem**, v. 13, n. 6, p. 1027-1034, dez. 2005. Disponível em: <https://iris.paho.org/handle/10665.2/1133>. Acesso em: 11 jun. 2024.

ROSENFELD, L. Clinical Chemistry Since 1800: Growth and Development. **Clinical Chemistry**, v. 48, n. 1, p. 186-197, 1 jan. 2002. Disponível em: <http://www.clinchem.org/content/48/1/186.full.pdf>. Acesso em: 11 jun. 2024.

RUIZ, C. B. O poder pastoral, as artes de governo e o estado moderno. **Cadernos IHU ideias**, São Leopoldo, ano XIV, n. 241, 2016. Disponível em: <https://www.ihu.unisinos.br/images/stories/cadernos/ideias/241cadernosihuideias.pdf>. Acesso em: 11 jun. 2024.

SÁ, A. B. de. De Alma-Ata a Astana: o futuro, hoje. **Revista Portuguesa de Medicina Geral e Familiar**, v. 35, n. 2, p. 80-81, 1 mar. 2019. Disponível em: <https://rpmgf.pt/ojs/index.php/rpmgf/article/view/12586>. Acesso em: 11 jun. 2024.

SACKETT, D. L. et al. Evidence Based Medicine: What it is and what it isn't. **British Medical Journal**, v. 312, n. 7023, p. 71-72, 13 Jan. 1996. Disponível em: <https://www.bmj.com/content/312/7023/71.long>. Acesso em: 11 jun. 2024.

SAINT-PIERRE, C.; HERSKOVIC, V.; SEPÚLVEDA, M. Multidisciplinary Collaboration in Primary Care: a Systematic Review. **Family Practice**, v. 35, n. 2, p. 132-141, 2018. Disponível em: <https://academic.oup.com/fampra/article/35/2/132/4159391>. Acesso em: 11 jun. 2024.

SANTOS, A. O.; BARROS, F. P. C.; DELDUQUE, M. C. A pesquisa em saúde no Brasil: desafios a enfrentar. **Saúde em Debate**, v. 43, n. spe5, p. 126-136, 2019. Disponível em: <https://www.scielo.br/j/sdeb/a/3LJkC87H3XNw99Zq7zcDVwH/?lang=pt&format=pdf>. Acesso em: 11 jun. 2024.

SAVEDOFF, W. **Governance in the Health Sector**: a Strategy for Measuring Determinants and Performance. Washington: The World Bank, 2011. Disponível em: <https://documents.worldbank.org/en/publication/documents-reports/documentdetail/812751468158068363/governance-in-the-health-sector-a-strategy-for-measuring-determinants-and-performance>. Acesso em: 11 jun. 2024.

SCHMIDT, J. C. Towards a Philosophy of Interdisciplinarity. **Poiesis & Praxis**, v. 5, n. 1, p. 53-69, 27 Oct. 2007.

SCHMIDT, J. C. What is a Problem? **Poiesis & Praxis**, v. 7, n. 4, p. 249-274, 19 May 2011. Disponível em: <https://link.springer.com/article/10.1007/s10202-011-0091-0>. Acesso em: 11 jun. 2024.

SCHOEN, C. et al. Toward Higher-Performance Health Systems: Adults' Health Care Experiences In Seven Countries, 2007. **Health Affairs**, v. 26, n. 6, p. w717-w734, Nov. 2007.

SCHOLL, L. et al. Drug and Opioid-Involved Overdose Deaths – United States, 2013-2017. **Morbidity and Mortality Weekly Report**, v. 67, n. 5152, 2019. Disponível em: <https://www.cdc.gov/mmwr/volumes/67/wr/mm675152e1.htm>. Acesso em: 11 jun. 2024.

SCHOTT, G. et al. The Financing of Drug Trials by Pharmaceutical Companies and its Consequences: Part 2: a Qualitative, Systematic Review of the Literature on Possible Influences on Authorship, Access to Trial Data, and Trial Registration and Publication. **Deutsches Ärzteblant International**, v. 107, n. 17, p. 295-301, 2010. Disponível em: <https://www.ncbi.nlm.nih.gov/pmc/articles/PMC2872821>. Acesso em: 11 jun. 2024.

SELL, K. et al. Multi-, Inter-, and Transdisciplinarity within the Public Health Workforce: a Scoping Review to Assess Definitions and Applications of Concepts. **International Journal of Environmental Research and Public Health**, v. 19, n. 17, p. 10902, 1 Sept. 2022. Disponível em: <https://www.ncbi.nlm.nih.gov/pmc/articles/PMC9517885>. Acesso em: 11 jun. 2024.

SILVA, A. A.; PADILHA, W. A. R. Fitoterapia e desmedicalização na Atenção Primária à Saúde. **Revista Brasileira de Medicina de Família e Comunidade**, v. 17, n. 44, p. 2521, 30 jul. 2022. Disponível em: <https://rbmfc.org.br/rbmfc/article/view/2521>. Acesso em: 11 jun. 2024.

SILVA, A. B.; SCHULMAN, G. (Des)judicialização da saúde: mediação e diálogos interinstitucionais. **Revista Bioética**, v. 25, n. 2, p. 290-300, ago. 2017. Disponível em: <https://www.scielo.br/j/bioet/a/zcLjsNSgKDsCD5rxBQNz3LD/?format=pdf&lang=pt>. Acesso em: 11 jun. 2024.

SILVA, B. et al. Dual Use of Public and Private Health Care Services in Brazil. International Journal of Environmental Research and Public Health, v. 19, n. 3, p. 1829, 6 Feb. 2022. Disponível em: <https://www.ncbi.nlm.nih.gov/pmc/articles/PMC8835064>. Acesso em: 11 jun. 2024.

SILVA, B. T.; LIMA, I. M. S. O. Conselhos e conferências de saúde no Brasil: uma revisão integrativa. **Ciência & Saúde Coletiva**, v. 26, n. 1, p. 319-328, jan. 2021. Disponível em: <https://www.scielo.br/j/csc/a/5nbtMTkPf4PwnJTbzdqPJDQ/#>. Acesso em: 11 jun. 2024.

SIMON, J. **English Sanitary Institutions**: reviewed in their course of development, and in some of their political and social relations. London, Paris, New York, Melbourne: Cassell & Company Limited, 1890. Disponível em: <https://iiif.wellcomecollection.org/pdf/b29009959>. Acesso em: 11 jun. 2024

SMITH, J. P. Healthy Bodies and Thick Wallets: the Dual Relation between Health and Economic Status. **Journal of Economic Perspectives**, v. 13, n. 2, p. 144-166, 1999. Disponível em: <https://www.aeaweb.org/articles?id=10.1257/jep.13.2.145>. Acesso em: 11 jun. 2024.

SMYE, S. W.; FRANGI, A. F. Interdisciplinary Research: Shaping the Healthcare of the Future. **Future Healthcare Journal**, v. 8, n. 2, p. e218-e223, jul. 2021. Disponível em: <https://www.ncbi.nlm.nih.gov/pmc/articles/PMC8285142>. Acesso em: 11 jun. 2024.

SORATTO, J. et al. Satisfação dos profissionais da estratégia saúde da família no brasil: um estudo qualitativo. **Texto & Contexto – Enfermagem**, v. 29, p. e20180104, 2020. Disponível em: <https://www.scielo.br/j/tce/a/6ft8xKzBzx6fNJbdmDTDm5d/abstract/?lang=pt#>. Acesso em: 11 jun. 2024.

SOUZA, J. et al. Saúde mental na Estratégia Saúde da Família: a percepção dos profissionais. **Revista Brasileira de Enfermagem**, v. 70, n. 5, p. 935-941, set. 2017. Disponível em: <https://www.scielo.br/j/reben/a/9hj46LPmkVsWhfphLNmdyGc/abstract/?lang=pt#>. Acesso em: 11 jun. 2024.

SOUZA, L. E. P. F. Saúde pública ou saúde coletiva? **Espaço para a Saúde**: Revista de Saúde Pública do Paraná, Londrina, v. 15, n. 4, p. 7-21, 30 dez. 2014. Disponível em: <https://espacoparasaude.fpp.edu.br/index.php/espacosaude/article/view/545>. Acesso em: 11 jun. 2024.

SPIERMANN, O. Twentieth Century Internationalism in Law. **European Journal of International Law**, v. 18, n. 5, p. 785-814, 1 Nov. 2007. Disponível em: <https://academic.oup.com/ejil/article/18/5/785/398662>. Acesso em: 11 jun. 2024.

STARFIELD, B. Is Primary Care Essential? **The Lancet**, v. 344, n. 8930, p. 1129-1133, out. 1994.

STEFANINI, A. The Hospital as an Enterprise: Management Strategie. **Tropical Medicine and International Health**, v. 2, n. 3, p. 278-283, 1997. Disponível em: <https://onlinelibrary.wiley.com/doi/abs/10.1046/j.1365-3156.1997.d01-260.x>. Acesso em: 11 jun. 2024.

SUN, S. et al. Cash Transfers and Health. **Annual Review of Public Health**, v. 42, p. 363-380, 1 Apr. 2021. Disponível em: <https://www.annualreviews.org/doi/10.1146/annurev-publhealth-090419-102442>. Acesso em: 11 jun. 2024.

SVALASTOG, A. L. et al. Concepts and Definitions of Health and Health-Related Values in the Knowledge Landscapes of the Digital Society. **Croatian Medical Journal**, v. 58, n. 6, p. 431-435, 31 dez. 2017. Disponível em: <https://www.ncbi.nlm.nih.gov/pmc/articles/PMC5778676>. Acesso em: 11 jun. 2024.

ŚWIĄTONIOWSKA-LONC, N. et al. Psychosocial Determinants of Treatment Adherence in Patients with Type 2 Diabetes: a Review. **Diabetes, Metabolic Syndrome and Obesity**, v. 14, p. 2701-2715, 16 June 2021. Disponível em: <https://www.ncbi.nlm.nih.gov/pmc/articles/PMC8215904/>. Acesso em: 11 jun. 2024.

SZYLOVEC, A. et al. Brazil's Actions and Reactions in the Fight Against Covid-19 from January to March 2020. **International Journal of Environmental Research and Public Health**, v. 18, n. 2, p. 555. 11 Jan. 2021. Disponível em: <https://www.ncbi.nlm.nih.gov/pmc/articles/PMC7828043>. Acesso em: 11 jun. 2024.

TABERNA, M. et al. The Multidisciplinary Team (MDT) Approach and Quality of Care. **Frontiers in Oncology**, v. 10, p. 85, 20 Mar. 2020. Disponível em: <https://www.frontiersin.org/journals/oncology/articles/10.3389/fonc.2020.00085/full>. Acesso em: 11 jun. 2024.

TABISH, S. A. Complementary and Alternative Healthcare: is it Evidence-based? **International Journal of Health Sciences (Qassim)**, v. 2, n. 1, p. V-IX, 2008. Disponível em: <https://www.ncbi.nlm.nih.gov/pmc/articles/PMC3068720>. Acesso em: 11 jun. 2024.

TAI, D. B. G. et al. Disproportionate Impact of Covid-19 on Racial and Ethnic Minority Groups in the United States: a 2021 Update. **Journal of Racial and Ethnic Health Disparities**, v. 9, n. 6, p. 2334-2339, 2022. Disponível em: <https://www.ncbi.nlm.nih.gov/pmc/articles/PMC8513546>. Acesso em: 11 jun. 2024.

TANAKA, O. Y.; OLIVEIRA, V. E. Reforma(s) e estruturação do Sistema de Saúde Britânico: lições para o SUS. **Saúde e Sociedade**, v. 16, n. 1, p. 7-17, abr. 2007. Disponível em: <https://scielo.br/j/sausoc/a/4kkNZPj5KRqzXpgzMNPfdSw/>. Acesso em: 11 jun. 2024.

TOLSTÓI, L. **A morte de Ivan Ilitch**. 2. ed. São Paulo: Ed. 34, 2009.

TSENG, Y. et al. The Role of a Multidisciplinary Team in the Management of Portal Hypertension. **BMC Gastroenterology**, v. 20, n. 1, p. 83, 3 Apr. 2020. Disponível em: <https://bmcgastroenterol.biomedcentral.com/articles/10.1186/s12876-020-01203-4>. Acesso em: 11 jun. 2024.

TULCHINSKY, T. H. John Snow, Cholera, the Broad Street Pump; Waterborne Diseases Then and Now. **Case Studies in Public Health**, p. 77-99, 30 Mar. 2018. Disponível em: <https://www.ncbi.nlm.nih.gov/pmc/articles/PMC7150208>. Acesso em: 11 jun. 2024.

TULCHINSKY, T. H.; VARAVIKOVA, E. A. **A History of Public Health**. The New Public Health, p. 1-42, 2014. Disponível em: <https://www.ncbi.nlm.nih.gov/pmc/articles/PMC7170188>. Acesso em: 11 jun. 2024.

UNITED NATIONS. **Universal Declaration of Human Rights**. 1948. Disponível em: <https://www.un.org/en/about-us/universal-declaration-of-human-rights>. Acesso em: 11 jun. 2024.

VANSTONE, M. et al. Towards Conceptualizing Patients as Partners in Health Systems: a Systematic Review and Descriptive Synthesis. **Health Research Policy and Systems**, v. 21, n. 1, p. 1-22, 25 Jan. 2023. Disponível em: <https://health-policy-systems.biomedcentral.com/articles/10.1186/s12961-022-00954-8>. Acesso em: 11 jun. 2024.

VIDONI, N. Protéger la santé des Parisiens au XVIIIe siècle: savoirs urbains et action policière. **Histoire, Médecine et Santé**, n. 6, p. 97-110, 15 fev. 2015. Disponível em: <https://journals.openedition.org/hms/728>. Acesso em: 11 jun. 2024.

VIEIRA-DA-SILVA, L. Gênese sócio-histórica da saúde coletiva no Brasil. In: LIMA, N. T.; SANTANA, J. P.; PAIVA, C. H. A. (Org.). **Saúde coletiva**: a Abrasco em 35 anos de história. Rio de Janeiro: Fiocruz, 2015. p. 25-48.

WALSH, J. A.; WARREN, K. S. Selective Primary Health Care: an Interim Strategy for Disease Control in Developing Countries. **New England Journal of Medicine**, v. 301, n. 18, p. 967-974, nov. 1979. Disponível em: <https://www.nejm.org/doi/pdf/10.1056/NEJM197911013011804>. Acesso em: 11 jun. 2024.

WALTER, J. K. et al. Teamwork when Conducting Family Meetings: Concepts, Terminology, and the Importance of Team-Team Practices. **Journal of Pain and Symptom Management**, v. 58, n. 2, p. 336-343, Aug. 2019. Disponível em: <https://www.ncbi.nlm.nih.gov/pmc/articles/PMC6800049>. Acesso em: 11 jun. 2024.

WATTS, N. et al. The 2019 Report of The Lancet Countdown on Health and Climate Change: Ensuring that the Health of a Child Born Today is not Defined by a Changing Climate. **The Lancet**, v. 394, n. 10211, p. 1836-1878, Nov. 2019. Disponível em: <https://discovery.ucl.ac.uk/id/eprint/10086210>. Acesso em: 11 jun. 2024.

WEI, Y. et al. Environmental Challenges from the Increasing Medical Waste since SARS Outbreak. **Journal of Cleaner Production**, v. 291, p. 125246, 1 Apr. 2021. Disponível em: <https://www.ncbi.nlm.nih.gov/pmc/articles/PMC7684014>. Acesso em: 11 jun. 2024.

WHALEN, J.; YAO, S.; LEDER, A. A Short Review of the Treatment of Headaches Using Osteopathic Manipulative Treatment. **Current Pain and Headache Reports**, v. 22, n. 12, p. 82, 5 Oct. 2018. Disponível em: <https://link.springer.com/article/10.1007/s11916-018-0736-y>. Acesso em: 11 jun. 2024.

WHO – World Health Organization. **Constitution of the World Health Organization**. In: WHO – World Health Organization: Basic documents. 45. ed. Geneva, 2006. Disponível em: <https://www.afro.who.int/sites/default/files/pdf/generic/who_constitution_en.pdf>. Acesso em: 11 jun. 2024.

WHO – World Health Organization. **Declaration of Astana**: Global Conference on Primary Health Care: Astana, Kazakhstan, 25 and 26 October 2018. Astana, Kazakhstan, 2018. Disponível em: <https://www.who.int/publications/i/item/WHO-HIS-SDS-2018.61>. Acesso em: 11 jun. 2024.

WHO – World Health Organization. **Financing Health for All**: increase, transform and redirect. Council Brief, n. 2, 26 Oct. 2021. Disponível em: <https://www.who.int/publications/m/item/council-brief-no-2>. Acesso em: 11 jun. 2024.

WHO – World Health Organization. **Framework for Action on Interprofessional Education and Collaborative Practice**. Geneva, 2010. Disponível em: <https://www.who.int/publications/i/item/framework-for-action-on-interprofessional-education-collaborative-practice>. Acesso em: 11 jun. 2024.

WHO – World Health Organization. **Global Spending on Health 2020**: Weathering the Storm. Geneva, 2020. Disponível em: <https://www.who.int/publications/i/item/9789240017788>. Acesso em: 11 jun. 2024.

WHO – World Health Organization. **Constitution of the World Health Organization**. New York, 22 July 1946. Disponível em: <https://treaties.un.org/pages/ViewDetails.aspx?src=TREATY&mtdsg_no=IX-1&chapter=9&clang=_en>. Acesso em: 11 jun. 2024.

WHO – World Health Organization. **One Health**. 21 Sept. 2017. Disponível em: <https://www.who.int/news-room/questions-and-answers/item/one-health>. Acesso em: 11 jun. 2024.

WHO – World Health Organization. **Primary Health Care**. Report of the International Conference on Primary Health Care Alma-Ata, USSR, 6-12 September 1978. Geneva, 1978. Disponível em: <https://www.who.int/publications/i/item/9241800011>. Acesso em: 11 jun. 2024.

WHO – World Health Organization. **The Ljubljana Charter on Reforming Health Care in Europe**. Regional Office for Europe. Geneva, 1996. Disponível em: <https://www.europeansources.info/record/the-ljubljana-charter-on-reforming-health-care-1996-ljubljana-charter-on-reforming-health-care-ljubljana-conference-1996>. Acesso em: 11 jun. 2024.

WHO – World Health Organization. **The World Health Report 2000**: Health Systems – Improving Performance. Geneva, 2000. Disponível em: <https://www.who.int/publications/i/item/924156198X>. Acesso em: 11 jun. 2024.

WHO – World Health Organization. **World Health Organization Best Practices for Naming of New Human Infectious Diseases**. Geneva, 2015. Disponível em: <https://www.who.int/publications/i/item/WHO-HSE-FOS-15.1>. Acesso em: 11 jun. 2024.

WILLIS-SHATTUCK, M. et al. Motivation and Retention of Health Workers in Developing Countries: a Systematic Review. **BMC Health Services Research**, v. 8, n. 1, Dec. 2008. Disponível em: <https://bmchealthservres.biomedcentral.com/articles/10.1186/1472-6963-8-247>. Acesso em: 11 jun. 2024.

WINIWARTER, V. et al. The Long-Term Evolution of Urban Waters and their Nineteenth Century Transformation in European Cities. A Comparative Environmental History. **Water History**, v. 8, n. 3, p. 209-233, Sept. 2016. Disponível em: <https://d-nb.info/1117677818/34>. Acesso em: 11 jun. 2024.

WOAH – World Organization for Animal Health. **One Health**. 2023. Disponível em: <https://www.woah.org/en/what-we-do/global-initiatives/one-health>. Acesso em: 11 jun. 2024.

XAVIER, A. I. ONU: a Organização das Nações Unidas. In: HUMANA GLOBAL (Ed.). **A Organização das Nações Unidas**. Coimbra: Publicações Humanas, 2007. p. 9-174.

ZAMPARONI, V. Lepra: doença, isolamento e segregação no contexto colonial em Moçambique. **História, Ciências, Saúde-Manguinhos**, v. 24, n. 1, p. 13-39, jan./mar. 2017. Disponível em: <https://www.scielo.br/j/hcsm/a/85mKFdZS89CRYZMCr75p3NK/abstract/?lang=pt#>. Acesso em: 11 jun. 2024.

ZULAWSKI, A. Environment, Urbanization, and Public Health: the Bubonic Plague Epidemic of 1912 in San Juan, Puerto Rico. **Latin American Research Review**, v. 53, n. 3, p. 500-516, 28 Sept. 2018.

ZURYNSKI, Y. et al. How can the Healthcare System Deliver Sustainable Performance? A Scoping Review. **BMJ Open**, v. 12, n. 5, p. e059207, May 2022. Disponível em: <https://bmjopen.bmj.com/content/12/5/e059207.long>. Acesso em: 11 jun. 2024.

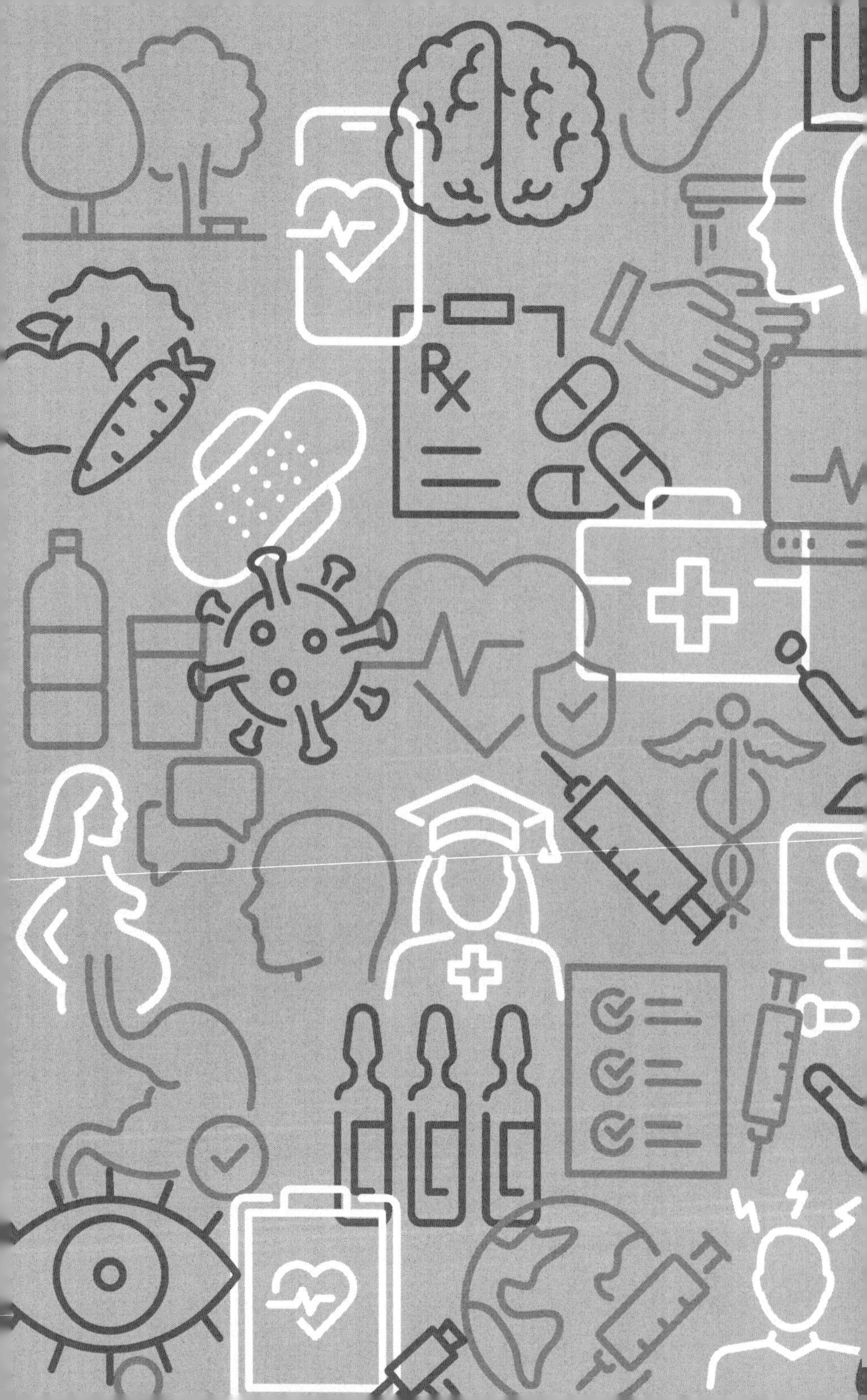

Respostas

Capítulo 1

Questões para revisão

1. b
2. O aparecimento do campo da saúde coletiva no Brasil ocorreu em três momentos. No primeiro, tivemos uma fase de pré-saúde coletiva, iniciada a partir da metade da década de 1950 e marcada por um projeto preventivista. A segunda fase, acolhendo as perspectivas de uma medicina preventiva, estruturou uma medicina social, que dos anos de 1980 até os dias atuais desenvolveu uma estrutura conhecida como *saúde coletiva*, terceira fase. Todavia, é importante ter em mente que essas fases ou projetos estão profundamente associados às condições socioeconômicas e políticas desse período, bem como aos recursos humanos formados e às práticas de saúde adotadas, estreitamente relacionados aos aspectos epistemológicos.
3. O financiamento do ensino da medicina por fundações americanas; a criação da Organização Pan-Americana da Saúde (OPAS); os auxílios da Financiadora de Estudos e Projetos (Finep); as contradições da conjuntura política e a situação do campo intelectual e do campo médico brasileiro nos anos 1960 e 1970.
4. a
5. b

Capítulo 2

Questões para revisão

1. Trata-se de um espaço que reúne todas as atividades que tenham como principal objetivo a promoção, restauração ou manutenção da saúde das pessoas e da sociedade.
2. A saúde é um direito humano fundamental, e o alcance de um estado de saúde elevado requer a ação de muitos outros setores sociais e econômicos, além do setor de saúde.
3. b
4. c
5. b

Capítulo 3

Questões para revisão

1. A antropologia é o estudo do desenvolvimento das sociedades e da cultura humana, e suas construções teóricas são ferramentas pelas quais pesquisas qualitativas e etnográficas em saúde são conduzidas com o escopo de coletar e analisar dados mais complexos. Dessa maneira, em suas abordagens, a antropologia convida-nos a atender às perspectivas dos outros, que são construídas dentro de variações nos modos como a população se organiza socialmente, considerando aqui a interferência das instituições governamentais e não governamentais, bem como os processos políticos e econômicos, seus sistemas de leis, suas culturas e seus sistemas de saúde. A antropologia investiga os efeitos das interações entre culturas e sociedades sobre o modo como as doenças são compreendidas e confrontadas, não sendo somente uma disciplina acadêmica, mas também uma ferramenta empregada para a resolução de problemas sociais e mundiais.

2. A saúde, ao tornar-se um direito humano fundamental, transformou-se em uma fonte de despesas, uma das rubricas mais importantes do orçamento de uma nação. Ela se tornou, também, um objeto de disputas no campo político. Doravante não haverá nenhuma campanha política, eleitoral ou não, que não coloque a questão da saúde como um direito a ser garantido ou preservado. Aqui não se trata de que a saúde deva ou não entrar como tema de uma campanha política. O Sistema Único de Saúde (SUS), no Brasil, é um excelente exemplo de como a saúde é o resultado de disputas no campo político. O Estado, para assegurar a saúde, como um direito do cidadão, tornou-se cliente das grandes empresas produtoras e comercializadoras de produtos para a saúde.
3. c
4. c
5. c

Capítulo 4

Questões para revisão

1. Com a Lei 8.142/1990, os conselhos e as conferências de saúde tornaram-se espaços abertos para a participação da sociedade civil no planejamento e gestão das políticas de saúde, um marco importante para a democratização do SUS. Conselhos e conferências tornaram-se, no decorrer dessas últimas três décadas, atores imprescindíveis na formulação de políticas de saúde que atendam às demandas da sociedade brasileira. Trata-se de instâncias geradoras de estratégias para fazer cumprir, avaliar e controlar a execução dessas políticas pelo Poder Executivo.